DE

L'HYSTÉROPEXIE VAGINALE

(OPÉRATION DE NICOLÉTIS)

NOUVEAU MODE DE TRAITEMENT DES DÉVIATIONS UTÉRINES

PAR

Le Dʳ Louis-Henri DEBAYLE

Interne en médecine et en chirurgie des hôpitaux de Paris
Membre correspondant de la Société anatomique
Médaille de bronze de l'Assistance publique
Officier d'Académie

PARIS

G. STEINHEIL, ÉDITEUR

2, RUE CASIMIR-DELAVIGNE, 2

1890

DE
L'HYSTÉROPEXIE VAGINALE

(OPÉRATION DE NICOLÉTIS)

NOUVEAU MODE DE TRAITEMENT DES DÉVIATIONS UTÉRINES

IMPRIMERIE LEMALE ET Cie, HAVRE

DE
L'HYSTÉROPEXIE VAGINALE

(OPÉRATION DE NICOLÉTIS)

NOUVEAU MODE DE TRAITEMENT DES DÉVIATIONS UTÉRINES

PAR

Le Dr Louis-Henri DEBAYLE

Interne en médecine et en chirurgie des hôpitaux de Paris
Membre correspondant de la Société anatomique
Médaille de bronze de l'Assistance publique
Officier d'Académie

PARIS

G. STEINHEIL, ÉDITEUR

2, RUE CASIMIR-DELAVIGNE, 2

1890

A MON PÈRE

A MA MÈRE

A MON PARRAIN

M. NUMA DUPUY

A M. LE DOCTEUR SACASA

Président de la République de Nicaragua

Souvenir de la vieille amitié qui unit nos deux familles

A M. F. MEDINA

Ministre plénipotentiaire de la République de Nicaragua à Paris

DE

L'HYSTÉROPEXIE VAGINALE

INTRODUCTION

Le but de ce travail est de faire connaître une nouvelle opération dirigée contre les déviations utérines. Les récentes discussions qui ont eu lieu entre les gynécologues français ont bien mis en lumière les difficultés de cette question et son intérêt toujours actuel. Aussi avons-nous cru intéressant de prendre pour sujet de notre thèse inaugurale un mode de traitement de ces affections, jusqu'ici inconnu des praticiens et que nous avons vu appliquer avec succès pendant notre internat à l'hôpital Tenon. Nous ne prétendons pas que cette opération soit applicable à tous les cas, à toutes les formes de déviation utérine, — mais en admettant même que ses indications soient restreintes, elles nous paraissent nettes et précises, et cela suffit pour qu'elle intéresse les chirurgiens.

Nos conclusions d'ailleurs, ne sont pas absolues et doivent être contrôlées par de nouveaux faits, avant d'être admises définitivement. L'enthousiasme que peut produire la nouveauté d'une méthode, quelque bonne qu'elle paraisse, ne doit pas nous faire oublier les sages réserves qu'impose l'esprit vraiment scientifique.

Voici quel est le plan que nous avons suivi :

Dans un premier chapitre nous rappellerons rapidement les symptômes les plus importants et le diagnostic ; dans le deuxième nous indiquerons les principales anomalies et lésions que l'on peut rencontrer. Dans un troisième chapitre nous étudierons la pathogénie, rappelant la situation normale de l'utérus, le rôle des ligaments, le rôle d'un canal spécial que nous décrivons, et enfin les causes prochaines de ces déplacements pathologiques. Nous pensons en effet qu'avant d'instituer un traitement, il convient de classer les déviations, tant au point de vue des causes qu'au point de vue anatomique, et qu'il est nécessaire de rayer du cadre des déplacements pathologiques proprement dits, ceux qui ne sont qu'un épiphénomène, au cours d'autres affections.

Le quatrième chapitre est consacré à l'opération. Après quelques mots d'historique, nous indiquons le traitement préalable, décrivons le manuel opératoire, les soins consécutifs et en montrons les résultats.

Dans un cinquième chapitre nous disons un mot des indications et contre-indications. Enfin le sixième chapitre est consacré au parallèle de l'hystéropexie vaginale avec les autres méthodes de traitement.

Avant d'entrer en matière, nous sommes heureux de profiter de l'occasion qui nous est offerte de remplir ici une dette de reconnaissance vis-à-vis des maîtres qui nous ont guidé dans le cours de nos études. Nous n'ou-

blierons jamais que c'est en France que nous avons
acquis nos connaissances médicales et nous emporterons
le meilleur souvenir de la cordiale hospitalité que nous
avons rencontrée à Paris.

C'est notre excellent maître, M. Richelot, qui nous a
inspiré ce travail. S'il a quelque valeur, c'est donc à lui
qu'il faut en reporter le mérite. Nous ne saurions le re-
mercier assez de la particulière bienveillance dont il n'a
cessé de faire preuve à notre égard pendant l'année aussi
fructueuse qu'agréable que nous avons passée comme interne dans son service ; et de la confiance dont il nous a
honoré en nous permettant de pratiquer les opérations les
plus délicates et les plus difficiles.

A notre vénéré maître, M. le Professeur Guyon, nous
devons nos connaissances des maladies des voies uri-
naires. Sa haute science clinique, son habileté opératoire
et l'extrême bonté qu'il nous a toujours témoignée reste-
ront profondément gravées dans notre souvenir.

MM. les Professeurs Potain et Peter, dont nous avons
été l'externe, ont dirigé avec beaucoup de bienveillance
nos premiers pas dans l'étude si difficile de la clinique
médicale. Nous les prions d'agréer ici notre reconnaissance la plus vive.

Nous devons aussi rendre hommage à la mémoire de
notre cher maître, M. le Professeur Damaschino, dont
la mort prématurée a laissé des regrets si amers dans le
cœur de ceux qui, comme nous, ont pu apprécier les
bienfaits de son enseignement et de son amitié.

Que notre excellent maître, M. le Dr Ballet, dont nous
avons été l'interne, veuille bien agréer l'expression de

notre affectueux dévouement et de notre vive sympathie.

Nous prions également nos autres maîtres dans les hôpitaux, M. le Professeur Panas, MM. les Docteurs Barié, Muselier, Chaput, Merklen, dont nous avons été l'interne, MM. Nicaise, Campenon, Kirmisson, Champetier de Ribes, dont nous avons été l'élève, de recevoir aussi l'expression de notre profonde gratitude.

Nous tenons à inscrire ici les noms de MM. Armand Siredey et André Petit, qui ont été nos chefs de clinique ; ceux de nos bons amis, Rieffel, Parmentier, Demelin et Wurtz et celui de notre bien cher maître et ami M. le Dʳ Michaux, chirurgien des hôpitaux, dont les conseils nous ont été d'une si grande utilité.

M. le Professeur Brouardel a bien voulu présider notre thèse. Nous nous permettons de lui en faire hommage, et pour l'honneur qu'il nous a fait en la présidant, et pour l'intérêt qu'il nous a montré dans le cours de nos études médicales.

Nous devons un remerciement particulier à M. le Dʳ Nicolétis, l'auteur de l'opération, qui nous a donné de précieuses indications et nous a communiqué un mémoire qu'il destine à l'Académie et auquel nous avons fait de larges emprunts dans la description du procédé et dans la Pathogénie.

CHAPITRE PREMIER

Symptômes et diagnostic.

Malgré la fréquence des déplacements pathologiques de l'utérus, les auteurs les plus éminents ne sont pas d'accord sur l'interprétation des symptômes.

Les uns les attribuent à la déviation elle-même; les autres aux complications dont elle s'accompagne presque toujours; de là deux ordres d'indications thérapeutiques.

Sans entrer dans les détails de cette discussion théorique, nous dirons que les deux opinions nous semblent exagérées. La position vicieuse cause par elle-même des troubles fonctionnels; les complications qui l'accompagnent se traduisent aussi par des symptômes propres; mais en clinique les deux ordres de signes se trouvent combinés.

S'il est vrai qu'on observe des déviations sans aucun trouble fonctionnel, il est aussi incontestable que bien des phénomènes morbides sont la conséquence de ce déplacement, car ils se trouvent amendés ou supprimés par le seul fait du redressement de l'utérus.

Dans certains cas le déplacement et les complications, sont des facteurs qui prennent une part égale aux troubles qui les traduisent.

Si la dysménorrhée n'est pas le résultat direct de la position vicieuse, la flexion exagérée ne contribue pas moins à la favoriser et à l'augmenter.

Il est donc nécessaire, dans l'étude de chaque cas, de chercher à donner aux symptômes leur véritable importance et de les attribuer à leur cause.

Quoi qu'il en soit de l'interprétation, sur le terrain de la clinique, trois ordres de phénomènes morbides sont observés le plus souvent. Les uns peuvent être rapportés à l'utérus lui-même, tels sont la *dysménorrhée*, la *douleur*, la *ménorrhagie*, la *stérilité* et l'*avortement*.

Les autres aux organes voisins : *troubles de la défécation et de la miction.*

Les autres enfin à l'état général et aux organes éloignés : *nervosisme, névropathies diverses; phénomènes dyspeptiques variés, migraines*, etc.

La *dysménorrhée* existe surtout dans les antéflexions ; elle a les caractères de la dysménorrhée utérine.

La *douleur*, d'une façon générale, est un symptôme constant. On la trouve à tous les degrés depuis la sensation de pesanteur, dans le bas-ventre, jusqu'aux élancements les plus vifs. Elle peut se présenter à des degrés différents chez la même femme, et siéger aux lombes, au bas-ventre, aux cuisses, etc.

Les douleurs lombaires, la sensation de faiblesse dans les cuisses, ou la douleur irradiée à tout le membre inférieur pouvant gêner ou empêcher la marche et la station debout, représentent dans les rétroversions et rétroflexions un ensemble symptomatique qui, croyons-nous, leur appartient en propre.

La *ménorrhagie* ou écoulement menstruel abondant, peut être causée par la métrite, mais elle est parfois le fait du déplacement car elle disparaît avec celui-ci (Schultze).

La *stérilité* coïncide souvent avec les déplacements ; elle est plus particulière à l'antéflexion. Malgré l'opinion défendue par Sims et Schrœder, Schultze d'Iéna pense qu'elle est attribuable à la métrite (1). Cependant il n'est pas rare de la voir disparaître par le traitement de la flexion.

L'*avortement*, qui s'observe dans les déplacements est, surtout dans les rétroversions, l'effet de la position vicieuse.

Parmi les symptômes dus à la compression des organes voisins il faut citer en première ligne les troubles de la défécation et de la miction. Les premiers qui sont : la *constipation opiniâtre*, le *ténesme rectal*, la *défécation douloureuse*, s'observent surtout dans les rétro-déviations. Les seconds qui consistent dans des *envies fréquentes d'uriner, dysurie, ténesme, cystalgie* et *phénomènes de cystite,* sont attribués aux déplacements en avant. Cependant la rétention d'urine n'est pas rare dans la rétroversion.

Ces deux ordres de troubles semblent relever du déplacement dans l'immense majorité des cas.

Quant aux états morbides d'organes éloignés, d'ordre réflexe, on trouve souvent des *dyspepsies*, des *migraines*, etc. ; mais ce qui prédomine, ce sont les *troubles nerveux.*

(1) SCHULTZE. *Traité des déviations utérines,* traduit par Herrgott.

Bien ancienne est la connaissance du rapport des états nerveux avec les troubles des fonctions menstruelles. Rien de plus fréquent que cette coïncidence. Depuis la simple irritation spinale, depuis le nervosisme le plus atténué jusqu'aux états nerveux les plus graves, tous les degrés de la névropathie peuvent être observés.

Ici encore on se demande si c'est le déplacement ou la métrite qui en sont la cause. Certains auteurs n'ont même voulu voir là qu'une simple coïncidence. Si les dyspepsies peuvent être attribuées avec Schultze à l'endométrite chronique, il est certain que les déplacements engendrent des états nerveux plus ou moins prononcés.

L'esprit se refuse en effet, malgré certaines opinions autorisées, à ne pas voir un rapport de cause à effet entre le déplacement et la névrose, lorsque la présence ou la suppression du premier entraînent l'apparition ou la disparition du second.

Les *signes physiques* diffèrent dans les déviations antérieures et dans les postérieures.

Dans les premières, le doigt trouve dans le cul-de-sac antérieur une masse arrondie résistante, se continuant avec le col et recevant les mouvements imprimés à ce dernier dont l'orifice regarde en bas et en arrière.

Le toucher combiné au palper permet d'apprécier facilement et de reconnaître le fond de l'utérus.

Dans les rétroversions avec rétroflexion, cas le plus fréquent, le cul-de-sac postérieur est rempli par une masse arrondie plus ou moins volumineuse, résistante, séparée du col par un sillon ; cette masse reçoit les mouvements imprimés à ce dernier lorsqu'en introduisant deux doigts dans le vagin on déplace, avec l'un le corps tandis que l'autre est appuyé sur le col. Celui-ci se trouve parfois abaissé ; plus souvent il regarde en haut (rétroflexion) ou bien il se place derrière et au-dessous de la symphyse pubienne (rétroversion).

Le toucher rectal permet de constater le fond de l'utérus comprimant la paroi rectale antérieure. Il permet en outre d'apprécier le degré de mobilité.

Le *spéculum* n'est utile que pour le diagnostic de certaines complications.

Le *cathétérisme* qui n'est pas indispensable au diagnostic, permet cependant de vérifier les données du toucher et d'apprécier les dimensions de la cavité.

Le manche doit être relevé en avant, la concavité du bec tournée en bas et en arrière, s'il s'agit de rétro-déviations. Dans le sens inverse s'il s'agit d'antéversion.

Le *diagnostic* des déviations est en général facile. Rappelons seulement que suivant le travail de Schultze(1) grand nombre d'antédéviations considérées jadis comme pathologiques, ne sont que des dispositions normales. Il faut donc se garder d'attribuer à cette disposition physiologique les symptômes divers qu'on pourrait observer.

Dans les rétrodéviations comme dans les antédéviations, la confusion est possible, soit avec un fibrome à cause des métrorrhagies qui sont fréquentes dans les deux cas, soit avec une affection des annexes remplissant un des culs-de-sac.

(1) SCHULTZE. *Traité des déviations utérines.*

Le toucher et surtout le cathétérisme, et, lorsqu'on le peut, la réduction du déplacement, suffisent généralement au diagnostic. La douleur provoquée par le toucher est un signe important dans l'ovaro-salpingite.

Enfin le palper bimanuel, fait au besoin sous le chloroforme, lèvera tous les doutes dans les cas difficiles.

Quant aux latérodéviations, le toucher permet de constater le corps de l'utérus plus ou moins incliné latéralement.

Mais il est bon de dire avec M. Richelot qu'on ne doit porter un tel diagnostic que lorsqu'une exploration soignée a démontré l'état normal des annexes et des ligaments larges.

Mais si le diagnostic différentiel est généralement facile et si un doigt suffisamment expérimenté ne se trompe guère lorsqu'il s'agit de dire que l'organe est déplacé, il n'est pas de même du diagnostic de certaines complications.

Y a-t-il cellulite? Y a-t-il salpingo-ovarite? Les adhérences sont-elles dues à l'état des annexes? La rétrodéviation en est-elle la conséquence?

Autant de questions importantes à résoudre au point de vue des indications opératoires : une erreur d'interprétation peut conduire à une intervention irrationnelle.

C'est alors que l'attention du gynécologue doit être sans cesse en éveil et que son tact clinique doit être réellement mis en jeu.

L'étude des symptômes morbides, de leurs caractères, de leur marche et de leur époque d'apparition; l'examen méthodique et plusieurs fois répété des organes qui environnent la matrice, permettront seuls au clinicien d'acquérir ces données si nécessaires pour l'intervention thérapeutique.

Enfin, après avoir diagnostiqué les complications, il convient de savoir : 1° si l'utérus est réductible ; 2° s'il est mobilisable ; 3° si les adhérences sont telles qu'il ne puisse être déplacé.

CHAPITRE II

Anatomie pathologique.

S'il n'est pas dans le cadre de notre travail de faire une étude anatomo-pathologique des déviations, nous devons du moins dire en quelques mots quelles sont les principales anomalies et lésions que l'on doit combattre.

Nous passerons successivement en revue l'attitude vicieuse, les complications utérines, et les complications pelviennes.

A. *Attitude vicieuse.* — L'utérus dévié peut l'être dans plusieurs sens : 1° le corps de l'utérus peut, sans altération de son axe, être dirigé en avant (antéversion), en arrière (rétroversion), sur les côtés (latéroversion).

La déviation peut intéresser l'axe de l'utérus (flexion) ; et suivant les cas, elle peut être en avant (antéflexion), en arrière (retroflexion), sur les côtés (latéroflexion).

Les déviations en avant et les déviations en arrière qui seraient à peu près aussi fréquentes d'après Schultze, sont celles qu'on trouve le plus habituellement.

Les latérodéviations, à un degré peu accusé, peuvent accompagner les autres. Seules, en tant qu'entité morbide, et n'étant pas consécutives à des maladies des annexes ou des ligaments larges, elles doivent être très rares.

Suivant le degré de la version on dit qu'il y a *inclinaison*, *obliquité*, ou véritable *version*.

Il en est de même pour la flexion, et suivant que l'angle formé par le corps et le col est obtus, droit ou aigu, on a affaire à une flexion au 1er, au 2e ou au 3e degré.

La simple *obliquité* et la flexion au 1er degré ne constituent pas à notre sens une véritable déviation pathologique justiciable d'intervention chirurgicale. Ces états peuvent se rencontrer sans qu'ils donnent lieu à aucune manifestation symptomatique.

La flexion et la version peuvent se trouver isolées ou combinées de différentes manières. Généralement la flexion répond au sens de la version, très rarement on a une flexion en sens opposé à la version (rétroversion avec légère antéflexion par exemple).

Lorsqu'elle existe, il s'agit presque toujours des déplacements anciens compliqués plus tard des lésions de voisinage où des annexes et qui ne doivent pas être rangées parmi les déviations proprement dites. Un utérus en légère antéflexion (par exemple) peut, par suite d'une salpingite, ovarite, ou pelvi-péritonite, être attiré en arrière par les adhérences consécutives de ces maladies. Il sera en rétroversion et en antéflexion.

Si la version peut exister seule, elle est tôt ou tard accompagnée de flexion, aussi croyons-nous juste l'opinion de Sims qui voit dans ces deux états, des degrés d'une même affection.

Il nous semble donc que lorsqu'il s'agit des déviations

pathologiques essentielles, celles dont nous nous occupons, il y a intérêt à considérer :

Une antédéviation ;

Une rétrodéviation ;

Et une latérodéviation.

Au point de vue du traitement, dit Martin, la distinction de la version et de la flexion n'est utile que dans des cas particuliers.

B. *Complications utérines.* — Les déviations simples sont rares. Presque toujours on trouve des lésions de l'utérus. C'est quelquefois une ou plusieurs déchirures du col, de la métrite cervicale, de l'endométrite plus ou moins prononcée, de l'hypertrophie du col, de la métrite totale : parfois enfin, un certain degré de prolapsus.

C. *Complications pelviennes.* — Mais ces complications ne sont pas les seules ; on peut trouver de la périmétrite, de la cellulite, plus ou moins subaiguë ; de la salpingite dans ces diverses formes ; de l'ovarite ; des ovaires kystiques douloureux, et prolabés ; de la pelvipéritonite.

Enfin, ces divers processus ont pu laisser des adhérences plus ou moins prononcées qui fixent l'utérus dans sa position anormale.

Parmi toutes les complications qui accompagnent la déviation, les unes, telles que les lésions de l'utérus, ne modifient pas d'une façon absolue les indications ; les autres, comme les affections graves des annexes, qu'elles soient cause de la déviation, ou qu'elles l'accompagnent seulement, peuvent prendre une telle importance dans la scène pathologique, qu'elles modifient complètement les indications opératoires. Aussi, croyons-nous qu'on doit séparer nettement ces cas de la catégorie des déviations essentielles. La déviation consécutive ou non est peu de chose; la lésion grave des annexes est tout. « A mon avis, « dit Martin, ces cas n'entrent pas dans la catégorie des « flexions et des versions; ils se rattachent uniquement « à l'histoire de la para ou périmétrite. »

Quant aux adhérences, nous pensons qu'il faut les distinguer. Les unes sont consécutives à des lésions tubo-ovariennes; elles doivent être traitées avec ces lésions.

Les autres, dues à la cellulite ou à la pelvi-péritonite, laissent dans certains cas une mobilité relative. Dans d'autres, elles fixent l'utérus, mais elles sont susceptibles d'être relâchées par un traitement approprié; dans d'autres enfin, elles ne sont pas modifiables.

En résumé, les versions doivent être envisagées avec les flexions. Ces déviations peuvent être simples; mais plus souvent elles sont compliquées. Si ces complica-cations sont utérines, l'utérus reste mobile. Lorsqu'elles sont péri-utérines et provoquent des adhérences, celles-ci peuvent être telles que l'utérus, soit : 1° Mobilisable; 2° difficilement mobilisable; 3° impossible à mobiliser.

Elles peuvent affecter assez gravement les annexes pour que ces cas doivent être séparés, et au point de vue anatomo-pathologique et au point de vue thérapeutique.

CHAPITRE III

Étiologie. — Pathogénie.

L'étude des causes et du mécanisme des déviations utérines est un des points les plus controversés de la gynécologie. L'étiologie des flexions et des versions est un sujet sur lequel nous manquons de données certaines. Et pourtant cette connaissance étiologique est de la plus haute importance pour instituer un traitement rationnel.

Sans entrer dans de grands développements que ne comporte le cadre de notre travail, nous allons rappeler d'abord brièvement la situation normale de l'utérus, puis nous passerons en revue les idées admises pour expliquer sa déviation.

L'utérus est situé dans le petit bassin en arrière de la vessie, au-devant du rectum, au-dessous du péritoine et des anses intestinales et au-dessus du plancher pelvien sur lequel il repose.

Sa direction normale, la vessie et le rectum moyennement remplis, est oblique de haut en bas et d'avant en arrière; son axe légèrement incurvé en avant est à peu près parallèle à l'axe de l'excavation et forme avec celui du conduit vaginal un angle obtus plus ou moins prononcé et ouvert en avant.

L'utérus, dit Richet, est plus ou moins régulièrement

incurvé en avant et son axe semble suivre la direction du
canal pelvien (1). Pour Schultzo, d'Iéna, le grand axe de
l'utérus est à l'état normal presque parallèle à l'horizon.

L'utérus est maintenu dans sa position physiologique
par deux ordres de moyens de soutien: par ses connexions
avec les organes voisins et par les ligaments. Il repose
(semble reposer dit Richet) sur le plancher pelvien; il est
appendu au conduit vaginal qui le soutiendrait d'après
certains auteurs, mais moins que les fibres musculaires du
releveur de l'anus et l'aponévrose pelvienne supérieure
(Richelot).

En avant il adhère à la paroi postérieure de la vessie
par l'intermédiaire d'un tissu cellulaire assez lâche (?), en
arrière il est accolé à la paroi antérieure du rectum avec
interposition d'une couche mince de tissu cellulaire. Sur
les côtés il reçoit de nombreux vaisseaux artériels vei-
neux et lymphatiques et des ramifications nerveuses qui
jouent dans sa fixation un rôle plus important qu'on ne
le suppose généralement (Herrgott) (2).

Mais ces moyens de soutien seraient loin d'avoir l'im
portance des ligaments. Ceux-ci qui semblent plutôt des
expansions fibro-musculaires des parois de l'organe allant se fixer aux parois du bassin sont au nombre de six
principaux.

Deux antérieurs ou ligaments ronds qui partent du
fond de la matrice de chaque côté, vont s'insérer après
avoir traversé le canal inguinal, au niveau de l'épine pubienne.

(1) RICHET. Anal. topograp., p. 967.
(2) HERRGOTT. Thèse Strasbourg, 2e série, n° 766, p. 33.

. Deux postérieurs, ligaments utéro-sacrés, partant de la partie supérieure du col et se fixant à la face antérieure du sacrum au niveau de la troisième vertèbre.

Deux latéraux épais, triangulaires à la coupe, les ligaments larges, reliant les parties latérales de l'utérus aux parois de l'excavation.

Enfin le péritoine, qui après avoir tapissé le fond et les faces de la matrice se porte sur les organes voisins, contribue à former les moyens de soutien.

A ces ligaments principaux il faut ajouter les ligaments utéro-vésicaux de certains anatomistes, fibres de tissu cellulaire reliant l'utérus au col de la vessie, et le ligament rond postérieur de Rouget dont l'importance paraît être moindre au point de vue du soutien de la matrice.

Ajoutons enfin la pression abdominale qui jouerait un certain rôle dans la fixation de la matrice.

Malgré ces différents moyens de soutien l'utérus jouit, dans le petit bassin, d'une mobilité considérable qui constitue un des caractères les plus tranchés.

L'évacuation de la vessie a pour résultat un mouvement de bascule par lequel le fond de l'organe se porte en avant; il y a antéversion. De plus, l'axe s'incurve légèrement pour produire une flexion peu accusée.

Par la distension on observe un mouvement inverse. Il est à remarquer que l'organe, outre le mouvement de version et de flexion, subit un déplacement en totalité en arrière (rétroposition).

Les changements de volume du rectum ont aussi pour résultat des déplacements analogues et plus ou moins étendus. Si le rectum et la vessie sont pleins, l'utérus subit un léger mouvement d'élévation.

La marche, la toux, l'effort, par suite des changements dans la pression abdominale, produisent des déplacements plus ou moins étendus. Un léger mouvement intermittent est occasionné par le jeu des muscles respiratoires.

Enfin, les changements de position ont une réelle influence sur la situation de l'utérus. Il suffit pour s'en convaincre de pratiquer le toucher dans des positions différentes.

A ces divers mouvements physiologiques il convient d'ajouter les mouvements provoqués. On sait en effet combien, à l'état normal, la mobilité de l'utérus est relativement étendue et qu'il est aisé de le constater par le toucher seul ou combiné au palper et par l'emploi des divers instruments explorateurs.

Tous ces déplacements, en somme, constituent des changements notables de situation dont il faut savoir tenir compte dans le diagnostic et dans la description de la situation normale de l'organe.

Dans tous ces déplacements, quel est le rôle des ligaments et jusqu'à quel point sont-ils de réels moyens de soutien ?

Les ligaments larges s'opposent aux mouvements de latéralité. De plus, ils luttent avantageusement contre les mouvements en avant et en arrière et limitent surtout ces derniers.

Les ligaments ronds contribuent à ramener la matrice en avant lorsque la déplétion de la vessie lui permet de reprendre sa direction normale (Sappey).

Les ligaments utéro-sacrés fixent la matrice dans sa position au centre du bassin et s'opposent énergiquement à son abaissement. Ils empêchent en outre la matrice d'être refoulée en avant lors de distension de l'ampoule rectale par exemple.

Quant aux ligaments utéro-vésicaux, ils sont, d'après Richet, insuffisants et incapables de s'opposer aux divers déplacements.

Telle est l'opinion classique défendue par Sappey et Richet. Cependant des auteurs modernes comme Martin, de Berlin, n'hésitent pas à affirmer que « les ligaments « larges et les ligaments ronds ne sont pas plus des sup- « ports de l'utérus que les seuls ligaments utéro-sa- « crés » (1).

Le plancher du bassin et la pression abdominale seraient les facteurs principaux de cette fixité.

Pour M. Nicolétis (2) qui a fait à ce sujet des expériences, le principal soutien de l'utérus se trouverait dans une sorte de canal que nous décrirons par la suite, formé en partie par les couches du plancher pelvien et qui fixerait la matrice au niveau de l'union du col avec le corps. Cette manière de voir sur laquelle cet auteur base sa théorie pathogénique des déviations utérines nous semble d'accord avec Schultze qui dit, dans son traité des déviations utérines, que pour beaucoup de mouvements

(1) Martin. *Traité clinique des maladies des femmes.* Tr. Varnier et Weiss.

(2) Les idées que nous développons, les expériences que nous citons, nous ont été communiquées par l'auteur qui nous a confié un mémoire qu'il destine à l'Académie et auquel nous avons fait de larges emprunts.

la fixation de la portion cervicale dans les aponévroses pelviennes constitue le point fixe de l'utérus.

Voici le résumé de ces expériences :

Si sur le cadavre, sans toucher aux ligaments, on détache le col de l'utérus de ses insertions vaginales et du tissu cellulaire qui l'environne en remontant à un centimètre au-dessus de ces insertions, on constate que le fond de la matrice se déplace facilement en avant ou en arrière suivant la position qu'on donne au sujet. Si le cadavre est sur le dos, l'utérus tombe dans le cul-de-sac de Douglas, le col se relevant derrière le pubis comme dans les versions en arrière.

Lorsque les insertions vaginales et les ligaments sont intacts, ce déplacement ne se produit pas.

Cette expérience qui a été faite plusieurs fois est facile à exécuter et à la portée de tous.

Elle peut être répétée sur le vivant, par exemple, au cours du 2ᵉ temps de l'opération que nous indiquons.

Lorsque le col de l'utérus est dégagé après le décollement des tissus cellulaire et musculaire qui l'entourent, on voit que le fond de l'organe très mobile, retombe dans le cul-de-sac postérieur uniquement sous l'influence de la pesanteur et des efforts respiratoires.

Cette double expérience sur le cadavre et sur le vivant démontre qu'on doit chercher ailleurs que dans les ligaments le véritable soutien de l'utérus, ou que du moins le rôle de ceux-ci est tout à fait secondaire, surtout dans les mouvements en avant et en arrière.

Elle démontre, en outre, que c'est aux attaches vaginales et à la voûte du plancher du bassin que ce rôle est dévolu. Cette façon de voir est confirmée par une autre expérience qui est la contre-épreuve de la première.

Sans toucher aux insertions vaginales et aux attaches du col au plancher pelvien, on sectionne soigneusement les ligaments de façon à isoler complètement le corps de l'utérus jusqu'à son point d'union avec le col. Si dans ces conditions on vient à déplacer le cadavre, on remarque, dit M. Nicolétis, que la matrice garde sa position primitive, quelle que soit la situation du sujet, contrairement à ce qui survient lorsqu'on détache les insertions du col.

C'est donc au niveau de la partie supérieure du col que l'on trouve le point de fixité de l'utérus.

Une dissection minutieuse permet de considérer à ce niveau un véritable canal fibro-musculaire dans lequel l'organe vient pour ainsi dire s'engager. Il est circulaire, mais on peut lui considérer une paroi antérieure, une paroi postérieure et deux latérales.

La paroi antérieure limitée par la partie correspondante de la vessie, est formée par un tissu cellulaire qui est décrit comme étant très lâche, mais qui en réalité est très dense, résistant et fait adhérer fortement la partie antérieure du col à la partie correspondante de la vessie. Cette paroi antérieure est plus haute que la paroi postérieure, sa longueur est variable suivant les sujets; elle peut être de 1 jusqu'à 5 centimètres.

La paroi postérieure beaucoup plus courte, est formée par des fibres de tissu cellulaire et musculaire interposées entre la partie postérieure et la paroi antérieure du rectum.

Les parois latérales qui sont solidaires avec les parois antérieure et postérieure constituent la partie la plus fixe, leur hauteur est plus grande en avant qu'en arrière, elles sont formées de haut en bas : par les plis péritonéaux, par l'aponévrose supérieure du plancher ou fascia pelvica qui est très adhérente au col ; par du tissu cellulaire assez résistant qui se continue en se modifiant avec le tissu cellulaire du petit bassin, et surtout par des faisceaux musculaires entremêlés aux faisceaux fibreux. Ces faisceaux musculaires sont formés par les fibres du muscle releveur de l'anus qui forme à ce niveau au moment où il vient s'insérer à la partie supérieure du vagin une sangle puissante qui contribue à maintenir la fixation du canal.

Ces quatre parois, qui sont en partie décrites par les auteurs, doivent être envisagées non séparément, mais comme constituant en tout un anneau ou canal qui est le principal soutien de l'utérus et qui adhère plus ou moins aux parties voisines. C'est là surtout le point original de la description de M. Nicolétis.

Ce canal existerait donc et serait formé surtout aux dépens des différentes couches qui composent le plancher pelvien.

Son orifice supérieur répondrait à l'union du col et du corps de la matrice ; à la surface supérieure du plancher recouverte par le péritoine ; au cul-de-sac vésico-utérin en avant ; au cul-de-sac utéro-rectal en arrière.

Son orifice inférieur répond à la voûte vaginale et se confond avec les insertions supérieures du vagin.

Ce canal dans lequel la matrice vient s'engager par son extrémité inférieure est dirigé de haut en bas et d'avant en arrière. Il adhère aux organes voisins, mais est particulièrement adhérent à la paroi postérieure de la vessie dont il suit surtout les mouvements. Il n'a donc pas une fixité absolue, mais relative. Son rôle dans les déplacements pathologiques sera étudié plus loin.

Telles sont les principales notions d'anatomie normale que nous avons cru devoir passer en revue. Nous allons maintenant étudier le mécanisme des déviations et le rôle des divers éléments qui entrent dans leur production.

En lisant les différents auteurs qui on écrit sur ce point, on remarque qu'il y a une certaine confusion dans l'appréciation des causes des déplacements pathologiques.

Cela tient, croyons-nous, à la façon dont chacun envisage la question. Le déplacement pathologique peut en effet se trouver dans des circonstances très variables. Il peut être seul ou accompagné d'un autre état morbide ; il peut engendrer celui-ci ou en être au contraire la conséquence.

Schultze, par exemple, décrit comme causes des déviations, les tumeurs développées dans le voisinage de l'utérus, les kystes de l'ovaire. Pour Martin, au contraire, ces cas doivent être rayés du cadre des déviations proprement dites.

Il nous semble donc qu'il y ait intérêt à diviser d'abord nettement avant d'énumérer des causes plus ou moins disparates.

On doit tout d'abord éliminer toutes les déviations secondaires à des altérations néoplasiques de la matrice ou à des lésions des organes voisins. Les déviations consécutives aux kystes de l'ovaire, aux salpingo-ovarites, aux phlegmons des ligaments larges, aux tumeurs du rectum, de la vessie, doivent être séparées des déviations essentielles.

Il en est de même pour toute une catégorie de déviations consécutives à une cellulite ou pelvi-péritonite et qui doivent être regardées comme de simples complications de ces états et dont le traitement doit s'adresser à la cause qui les a produites.

Il faut cependant faire ici une réserve. Dans bon nombre de cas on ne peut savoir si c'est la déviation ou la cellulite qui a commencé.

Dans ces conditions, que la déviation soit ou non consécutive, la lésion paramétrique a disparu ou il ne reste que des adhérences plus ou moins anciennes. Ce qui occasionne les troubles fonctionnels, ce qu'il faut en somme traiter, c'est la déviation.

Un autre groupe des déplacements doit être séparé des déviations. Nous voulons parler d'un grand nombre des déviations considérées jadis comme pathologiques et que Schultze, un des premiers, démontra être normales. En raison de la mobilité extrême de l'organe, la définition de sa position physiologique ne doit pas se renfermer dans des limites trop restreintes (Martin).

Quant aux déplacements (version et flexion en avant ou en arrière) survenus pendant la grossesse, nous les laisserons de côté, ne les considérant pas du ressort de notre sujet.

Les déviations pathologiques de l'utérus à l'état de vacuité peuvent s'observer : 1° à l'état congénital;

2° acquises en dehors de l'état puerpéral; 3° consécutives à la puerpéralité.

1° Malgré l'opinion trop absolue de certains auteurs qui n'admettent qu'avec réserve cette étiologie, les *déviations congénitales* nous semblent incontestables.

L'antéflexion est plus fréquente que la rétroflexion et que la latéroversion. Elle s'accompagne toujours de développement incomplet de tout l'utérus. Le col est petit, et l'orifice externe comme un trou d'aiguille, regarde en avant (Hart et Barbour).

Voici quel est pour Fritsch le mécanisme de leur production. Dans quelques cas rares, il y aurait brièveté congénitale des ligaments utéro-sacrés. Mais dans presque tous, l'antéflexion serait le résultat de la pression abdominale, non contre-balancée par la pression exercée par la vessie en sens inverse. L'utérus du nouveau-né est flexible et a des parois minces. La pression abdominale agissant sur la face postérieure tend à le déplacer en avant; la vessie agit en sens inverse. Si l'utérus reste petit et à parois minces, il n'offre pas une surface assez grande à la vessie pour que celle-ci le soulève et fasse disparaître la flexion. L'antéflexion pathologique en est la conséquence; c'est là, croyons-nous, une simple hypothèse.

La rétroflexion congénitale a été démontrée par Rouge; mais on l'observe rarement chez les adultes.

Parmi ces cas congénitaux, les uns ne se traduiront par aucun symptôme, les autres se relèvent au moment de la menstruation; le plus grand nombre attend la production d'une métrite pour se traduire avec le cortège symptomatique habituel.

2° Parmi les déviations *acquises en dehors de l'état puerpéral* les plus fréquentes sont les déviations en avant. Les déviations en arrière sont le plus souvent liées à la puerpéralité. Quant aux déviations latérales essentielles et non consécutives à une lésion du ligament large ou des annexes, leur existence nous semble tout à fait exceptionnelle.

Les causes invoquées pour expliquer ces déviations sont multiples. L'endométrite doit être placée au premier rang. C'est en effet à la suite d'un catarrhe chronique qu'on constate le plus grand nombre des déviations.

La métrite parenchymateuse aiguë ou chronique joue un rôle très important (Schultze).

Rokitansky considère l'atrophie d'une des parois utérines comme étant la cause de la flexion.

Pour Virchow, cette atrophie ne serait que la conséquence de la flexion. Quoi qu'il en soit, cette atrophie n'est pas toujours une conséquence nécessaire. Elle n'existe pas dans bon nombre de cas.

Pour Hart et Barbour les causes de la rétroflexion non puerpérale sont inconnues.

L'hypertrophie d'une des parois a été invoquée par Ch. Bell.

On a encore signalé la flexibilité exagérée de l'utérus, lors d'involution précoce par exemple (Graily-Hewitt) ; le développement inégal des parois (?)

Quant à l'influence des myômes, très grande d'après les anciens auteurs, nous ne la signalons que pour l'éliminer. Les déviations consécutives à ces tumeurs doivent être rayées du chapitre des déviations essentielles.

Enfin une dernière cause d'antédéviation serait le raccourcissement des replis de Douglas (Schultze).

La plénitude habituelle du rectum ou de la vessie, de même que l'usage des corsets très serrés doivent être considérés comme des causes adjuvantes, mais dont l'influence doit être tenue en sérieuse considération.

Quant à ce qui a trait aux causes éloignées dépendant de l'état général, il est incontestable que les personnes faibles ou affaiblies offriront moins de résistance aux causes précitées pour échapper aux déviations utérines dont celles-ci sont la conséquence (Schultze). Cette opinion ne peut être rejetée à priori, mais manque de preuves.

3° Dans les déviations *consécutives à l'état puerpéral* il faut placer en première ligne les déviations en arrière. Celles-ci sont d'ailleurs celles qu'on rencontre le plus souvent dans la pratique.

Les antéversions *post puerpérales* sont beaucoup moins fréquentes.

Quant aux latérodéviations suffisamment accusées pour constituer un état morbide et survenant à la suite de la puerpéralité, sans lésions des ligaments larges, elles sont extrêmement rares.

Nous en possédons une observation qui nous a été communiquée par M. Nicolétis. Il s'agit d'une femme atteinte d'une latérodéviation consécutive à un accouchement, mais aucun trouble fonctionnel n'en est la conséquence.

Les déviations peuvent s'observer, soit à la suite d'un avortement, d'un accouchement prématuré, d'un accouchement difficile et même d'un accouchement normal.

On peut les observer immédiatement après l'accouchement d'une façon pour ainsi dire aiguë ou plusieurs mois après ; ces dernières sont les plus fréquentes.

Les causes prochaines de leur production sont : 1° une involution incomplète de l'utérus et particulièrement de la surface d'implantation du placenta ; 2° le relâchement des tissus utérins en général et des replis de Douglas en particulier ; 3° la production d'une paramétrite qui contribue à maintenir le déplacement pathologique.

C'est surtout dans les rétrodéviations que la proposition de Sims : « la version et la flexion ne sont que des degrés d'un même état » nous semble justifiée.

Dans les premiers jours qui suivent l'accouchement l'utérus est en rétroposition à cause de son poids, de la laxité des ligaments et de la position de la malade (décubitus dorsal) ; il y a d'abord rétroversion. La distension de la vessie, la pression abdominale en agissant sur la paroi antérieure, et la pression du bol fécal sur le fond de l'utérus contribuent à produire la rétroflexion.

Si l'utérus reste longtemps gros, si les parties voisines ne recouvrent pas leur tonicité et si la malade se lève trop tôt ou applique une ceinture plus ou moins serrée, la déviation pathologique s'établit d'une façon définitive. Tel est le mécanisme le plus fréquent des déviations en arrière.

Si à cette situation de la matrice on ajoute une inflammation paramétrique qui contribue à maintenir l'utérus dans sa position vicieuse, on aura la rétroversion avec des adhérences plus ou moins étendues.

Les antédéviations sont très souvent le résultat de la subinvolution, mais surtout de l'involution imparfaite do la surface d'implantation au placenta. Pour M. Richelot la persistance de cette déviation en avant lorsque l'utérus par son poids devrait tendre à se placer en arrière s'expliquerait par l'existence presque constante d'un processus paramétrique.

Telles sont les théories étiologiques admises par la plupart des auteurs ; quelques-unes d'entre elles, il faut en convenir, ne sont que très peu satisfaisantes.

Nous allons étudier maintenant le RÔLE DU CANAL que nous avons décrit dans la production de ce déplacement.

Nous avons vu que le canal à l'état normal a une direction oblique de haut en bas et d'avant en arrière ; de là résulte que l'utérus est dans sa position physiologique, si on le suppose engagé dans ce canal, qui est en antéversion légère.

Si par suite d'une disposition congénitale, par exemple, le canal est très oblique en avant, l'utérus sera en antédéviation congénitale. Si à cela nous ajoutons ses diverses causes de congestion aiguë ou chronique on observera l'établissement d'une antédéviation pathologique proprement dite.

Si la direction du canal est postérieure l'utérus sera en rétroversion plus ou moins accusée.

Cette disposition qui s'observe en dehors des causes signalées comme pouvant produire la déviation en arrière expliquerait les cas, que certains auteurs ont voulu appeler rétroversions physiologiques parce qu'elles ne donnent lieu à aucun symptôme.

Supposons donc, un sujet chez qui le canal présente cette dernière disposition. Si à la tendance naturelle de l'utérus à se mettre en arrière vient s'ajouter une augmentation de son poids soit passagère (fluxion menstruelle), soit permanente (état-congestif de nature infectieuse), que va devenir l'utérus ?

Le corps, plus gros et plus lourd, entraînera l'organe en arrière (rétroversion définitive). Si dans ces conditions la métrite persiste le tissu utérin perd sa vitalité et il est poussé de plus en plus en arrière par la pression intestinale et les efforts de la défécation. La malade souffre en effet d'une constipation de cause mécanique. Le bol fécal accumulé au-dessus pousse le fond de l'organe. Celui-ci cède peu à peu et finit par se fléchir juste au point d'insertion des différents plans du bassin, point qui représente la plus grande résistance à la traction (union du tiers supérieur aux deux tiers inférieurs du col, portion supra-vaginale). La flexion est dès lors constituée.

Après l'accouchement, par suite de l'état de laxité dans lequel se trouvent les tissus du petit bassin il y aurait une déviation et un relâchement des parois du canal, et par suite une tendance à la rétroversion. Celle-ci est en effet la plus fréquente.

Quant à la déviation post-puerpérale en avant, elle serait toujours due à une disposition telle que le canal soit congénitalement en obliquité antérieure.

Puisque les choses se passent ainsi, dit M. Nicolétis, que doit-on tenter pour ramener l'utérus dévié ?

Il suffira de changer la direction de ce canal qui est mauvaise et de mettre un lien capable de ramener constamment l'utérus dans une situation inverse de celle qu'il occupe.

Or, on change la direction de la voûte vaginale en détachant de ses insertions vaginales, en le décollant du canal où il est enclavé, puis en le maintenant dans sa nouvelle position, à l'aide de nouvelles insertions vaginales disposées suivant le sens de la déviation.

Cette théorie ingénieuse explique selon nous un grand nombre des cas, et nous l'acceptons en grande partie.

Quel que soit cependant le rôle que l'on veuille admettre au canal et l'interprétation qu'on donne à sa description, il est un fait certain, c'est qu'au point de vue pratique, l'opération que nous décrivons donne des résultats positifs dans la correction de la déviation.

CHAPITRE IV

Opération.

HISTORIQUE. — Aucun auteur, d'après les recherches bibliographiques auxquelles nous nous sommes livré, ne mentionne ni n'indique l'opération que nous décrivons.

Amussat, en 1850, avait eu l'idée de modifier des insertions vaginales postérieures du col de l'utérus au moyen de caustiques, dans le but de corriger la rétroversion, et M. Richelot père, publia en 1868 une intéressante observation sur le « traitement de la rétroflexion utérine grave par la soudure du col de la matrice avec la paroi postérieure du vagin ». Ce procédé, quoique rationnel, ne pouvait avoir le degré de précision de celui que nous décrivons. Il est, en tout cas, le seul précurseur de l'hystéropexie vaginale dont il diffère sensiblement.

C'est M. Nicolétis, de Paris, qui à la suite d'expériences faites sur le cadavre, au sujet du rôle des ligaments, conçut et pratiqua le premier cette opération en 1887 ; puis, en présence du Dr Labbé, M. L. G. Richelot, à qui elle fut communiquée par son auteur en juin de 1889, la pratiqua dans son service de gynécologie de l'hôpital Tenon et en fit l'objet d'une communication au Congrès français de chirurgie dont quelques journaux ont publié le compte rendu.

Tout dernièrement, notre collègue Dumoret, interne des hôpitaux, publia quelques lignes sur cette opération dans sa revue générale de la *Gazette des Hôpitaux* du mois d'octobre; mais il a eu le tort, selon nous, de mentionner cette opération dans une étude sur le traitement du prolapsus utérin, l'hystéropexie vaginale n'étant nullement dirigée contre cette affection. De plus, les gravures qui accompagnent ce travail, ne sont pas d'une exactitude suffisante pour faire bien comprendre le procédé.

Enfin, dans la séance de la Société de chirurgie du 11 décembre 1889, M. Richelot fait une deuxième communication basée sur 4 des observations que nous rapportons et proposa de lui donner le nom d'hystéropexie vaginale.

La réponse qu'il a faite aux objections qui lui ont été présentées se trouve implicitement contenue dans les observations de notre travail.

Traitement préalable. — Avant d'aborder le manuel opératoire nous devons dire quelques mots sur cette partie importante du traitement.

Les déviations utérines, avons-nous dit, peuvent exister : 1° seules; 2° accompagnées de métrite ou d'endométrite ; 3° accompagnées de cellulite et d'adhérences. Nous ne parlerons pas des déviations utérines s'accompagnant des lésions caractérisées des annexes, ces cas devant être surtout considérés comme des ovaro-salpingites compliquées de déviations et par conséquent justiciables d'un traitement différent dans lequel la laparotomie joue le rôle principal.

Si les déviations ne s'accompagnent pas de métrite cervicale ou interne, aucun préliminaire n'est nécessaire. Mais ces cas sont extrêmement rares.

Lorsqu'il y a métrite plus ou moins intense, son traitement s'impose si on veut attendre un bon résultat de l'opération. Le traitement peut être médical ou chirurgical suivant les circonstances. Le curage est indiqué dans la grande majorité des cas. On peut le pratiquer plusieurs jours avant l'opération. Notre maître M. Richelot s'est toujours bien trouvé de le pratiquer immédiatement avant, ce qui offre l'avantage de faire tout dans la même séance.

Ce curage pour être efficace doit être pratiqué largement. Voici comment procède M. Richelot : La dilatation est faite suffisamment au moyen de deux ou trois laminaires. Cette méthode est préférable à la dilatation brusque par le dilatateur en une seule séance.

La femme étant chloroformée, est placée dans la position dorso-sacrée, on fait un lavage des parties génitales internes, et du vagin, avec du savon et de l'eau tiède. On fait ensuite une abondante injection de sublimé au millième à 35° en introduisant l'index de la main droite pour bien déplisser le vagin, et être sûr de laver complètement les culs-de-sac.

L'asepsie étant ainsi faite, on attire le col au dehors au moyen d'une pince à traction fixée sur la lèvre inférieure. Deux valves placées latéralement écartent l'orifice vulvaire.

Un tampon d'ouate hydrophile imbibé de glycérine créosotée (au 1/3) emmanché au bout d'une longue pince est introduit dans l'utérus pour nettoyer énergiquement la cavité utérine.

La muqueuse étant ainsi antisepsiée on procède au curage avec la curette fenêtrée.

Il faut procéder méthodiquement et abraser la face postérieure d'abord, l'angle droit ensuite, puis la face antérieure, l'angle gauche et autant que possible le fond de la cavité.

Ce curage doit être énergique, et on ne doit s'arrêter que lorsqu'on ne ramène plus avec l'instrument ni fongosités, ni lambeaux de muqueuse. Une sensation particulière de résistance indique que la muqueuse est détruite pour celui qui a pratiqué plusieurs fois cette opération. L'abrasion complète, autant que cela est possible, est une condition nécessaire au succès.

Lorsqu'on ne veut pas faire le curage on peut employer le traitement préalable qui a donné à M. Nicolétis de très bons résultats.

Deux fois par jour et pendant une heure, on fait une injection d'eau à 50°. Cette injection très chaude, pour qu'elle soit tolérée, doit être faite de façon à empêcher l'eau de passer sur la vulve. On peut se servir dans ce but d'un spéculum Fergusson auquel on adapte un bouchon en caoutchouc percé de deux orifices par lesquels passent deux tubes, l'un destiné à faire arriver l'eau chaude et l'autre à la faire sortir.

M. Nicolétis se sert d'un appareil construit par lui-même et qui est d'une grande commodité. Il se compose d'un grand bocal en verre pouvant contenir plusieurs litres et dans lequel se trouve un thermomètre. *Un bou-*

chon en caoutchouc percé de trois orifices ferme le flacon ;
l'un des orifices laisse passer un tube en verre muni
d'un robinet, par lequel on introduit le liquide chaud ; un
autre communique avec un tube en caoutchouc muni,
à une de ses extrémités, d'une poire qui a pour but d'augmenter la pression de l'eau contenue dans le bocal ; enfin,
le dernier donne passage à un tube qui plonge dans le
liquide et dont une des extrémités est adapté à un instrument placé dans le vagin de la femme. Cet instrument
de forme cylindrique est en caoutchouc durci, il est
composé de cinq pièces arrangées de façon à fermer
complètement l'orifice vulvaire. Son extrémité interne
est percée d'orifices multiples, de petites dimensions, par
lesquels sort l'eau destinée à baigner le fond du vagin.
Sur le corps de l'instrument existent aussi des orifices plus
larges permettant facilement l'écoulement du liquide qui
est ramené au dehors par un second tube situé au-dessous du premier. Avec cet instrument on sait exacte-
ment quel est le degré de température de l'eau. La
malade supporte bien l'injection, la vulve étant pro-
tégée par l'appareil. Enfin la malade elle-même peut
se donner l'injection en pressant sur la poire en caoutchouc.

En outre des injections chaudes, on fait deux fois par
semaine des applications de teinture d'iode dans l'intérieur de la cavité utérine. M. Nicolétis se sert pour
cela d'une tige de baleine très flexible ayant la forme
d'un hystéromètre métallique, mais dont l'extrémité
est moins volumineuse que celle de ce dernier.

Cette extrémité est soigneusement entourée d'ouate qu'on imbibe de teinture d'iode.

Lorsque l'endométrite s'accompagne de cellulite aiguë ou chronique, on devra traiter cette dernière affection, soit par les injections chaudes seulement, soit par les injections combinées au badigeonnage de teinture d'iode au niveau du cul-de-sac douloureux.

Enfin si on observe des adhérences qui résultent d'une cellulite ancienne ou d'une pelvipéritonite, on devra détruire ces adhérences pour rendre à l'utérus la mobilité exigée pour le bon résultat de l'opération. Dans cette affection comme dans la précédente, les injections d'eau chaude sont d'un précieux secours.

Préliminaires. — Voici quelle est la pratique de M. Richelot. On doit administrer à la malade un purgatif la veille de l'opération et un lavement le matin même.

Un quart d'heure avant la chloroformisation on lui fait une injection hypodermique contenant un centigr. de morphine et 1 milligr. d'atropine dans un gramme d'eau.

Cette injection a pour but de diminuer la période d'excitation, de supprimer ou de diminuer les vomissements et de rendre le réveil plus facile.

La malade chloroformée est placée sur la table à opération dans la position dorso-sacrée, les jambes fléchies sur les cuisses et les cuisses sur le bassin; cette position est maintenue à l'aide de deux montants métalliques terminés par un croissant sur lequel vient reposer la jambe qui se trouve fixée par une courroie élastique.

Les montants sont fixés à l'extrémité de la table par deux ergots en fer, qui leur permettent des déplacements au gré de l'opérateur.

Les jambes de la malade sont entourées d'alèzes chaudes pour éviter le refroidissement comme dans toutes opérations gynécologiques d'une certaine durée.

Après avoir enlevé la tige de laminaire, dans le cas préalable de dilatation pour pratiquer en même temps le curage, on procède à l'antisepsie vaginale comme nous l'avons dit plus haut à propos de cette dernière opération.

La vessie est soigneusement vidée par un cathétérisme aseptique.

Des compresses de toile préalablement bouillies dans une solution phéniquée au quarantième sont placées sur la racine des cuisses au niveau du pubis et sur le bord de la table d'opération au-dessous des fesses de la malade afin de rendre le champ opératoire aseptique.

Les montants en fer dont se sert M. Richelot ont l'avantage de fixer la position de la malade en supprimant ainsi des aides, inutiles et parfois gênants, et de pouvoir l'adapter à n'importe quelle table d'opération.

M. Nicolétis opère sur une table spéciale imaginée par lui.

La malade étant placée sur cette table dans la position dorso-sacrée, a les jambes fléchies sur les cuisses qui sont écartées.

Les cuisses qui sont elles-mêmes fléchies sur le bassin, sont maintenues par une armature spéciale fixée sur les côtés de la table.

En outre, trois valves adaptées à l'appareil et pouvant

se déplacer au gré de l'opérateur, écartent automatique-
ment la vulve et les parois vaginales. L'une d'elles, courte
et plate est située à la partie supérieure au niveau de la fourchette vulvaire; les deux autres, inférieures, minces et à
inclinaison latéro-supérieure, écartent les parties latérales.

Avec cet appareil les aides qui soutiennent les cuisses
et les écarteurs sont supprimés. L'opérateur a en outre à
sa portée le plateau contenant les instruments qui est
fixé à un des pieds de la table.

L'HÉMOSTASE est assurée de plusieurs façons. M. Richelot la fait souvent au cours de l'opération, au moyen de
pinces à forcipressure et de ligatures au catgut.

Dans certains cas, il pratique des injections d'eau à 50°
pendant une ou deux heures avant l'opération. Enfin,
lorsqu'il le croit utile, il pratique la ligature des artères
utérines immédiatement avant l'amputation du col.
Nous en parlerons d'ailleurs par la suite.

Lorsqu'on n'emploie que les pinces et les ligatures on
peut observer, au moment de l'amputation du col, une
hémorrhagie assez abondante, qui peut quelquefois gêner
l'opérateur, mais qui n'apporte pas, d'après nos observations, un obstacle sérieux au succès de l'opération.

M. Nicolétis fait toujours une injection chaude préalable et opère sous un jet d'eau à 50°. Il n'omet que rarement la ligature des utérines, cette manière de procéder
ayant suffi dans les neuf observations qu'il nous a communiquées. Une seule fois il eut une hémorrhagie abondante, mais la ligature n'avait pas été faite (Obs. XIII).

Dans le cas où M. Richelot a pratiqué cette ligature,
nous avons observé une diminution de l'écoulement san-

guin. Une fois cependant ces ligatures nous ont semblé rester sans résultat.

Nous insistons un peu sur cette question d'hémorrhagie, parce qu'une hémostase bien faite est une condition indispensable à la réunion par première intention. Il ne faudrait pas cependant se préoccuper outre mesure de l'écoulement en nappe, qui est inévitable et qui s'arrête d'ailleurs après la suture.

Manuel opératoire.

La malade étant donc convenablement placée, la vessie vide, l'asepsie du vagin et du champ opératoire étant faite, on procède au curage s'il est nécessaire.

Nous décrirons comme type l'opération que l'on pratique dans la rétroversion avec rétroflexion. Ensuite, nous montrerons les particularités relatives aux autres déviations.

La ligature des utérines devant la précéder dans beaucoup des cas, nous la décrirons en même temps.

Voici quels sont les temps de l'opération :

1er temps. Ligature des utérines.

2e temps. Amputation sus-vaginale du col (Section circulaire de la muqueuse vaginale au niveau de ses insertions au col, et décollement du tissu cellulaire péri-utérin. Section légèrement conoïde du col).

3e temps. Raccourcissement du cul-de-sac vaginal postérieur en ramenant en avant les parois postérieures du vagin, de façon à couvrir par glissement le moignon utérin.

4° temps. Fermeture complète de la plaie vaginale.

Ces deux derniers temps peuvent être à la rigueur confondus en un seul, sous le nom de temps de suture.

Étudions maintenant, dans tous ses détails, chacun des temps.

I. PREMIER TEMPS. — Le col est abaissé à l'aide d'une pince de Museux ou de deux pinces-érignes. Deux valves minces tenues par des aides écartent latéralement l'orifice vulvaire; une troisième est au besoin placée inférieurement au niveau de la fourchette.

Le bistouri, tenu de la main droite, et la main gauche saisissant les pinces au niveau du col, on fait une incision de deux ou trois centimètres dans le cul-de-sac latéral droit, au niveau du point de l'insertion de la paroi vaginale sur le col. On sectionne l'épaisseur de la paroi vaginale seulement; puis avec le doigt on décolle légèrement le tissu cellulaire.

Avec une aiguille de Reverdin à courbure suffisante, on fait passer un catgut sur les côtés du col utérin à un centimètre et demi ou deux au-dessus de l'incision. Ce catgut, ainsi profondément placé sur le côté de la partie supérieure du col, doit comprendre une épaisseur d'environ deux centimètres de tissu cellulaire de la base du ligament large. L'artère utérine est fatalement comprise dans l'anse et il ne reste qu'à serrer la ligature.

Si l'on se sert d'une aiguille courbe montée sur un porte-aiguille; il est plus commode de traverser les tissus de haut en bas. Avec l'aiguille de Reverdin on procède en sens inverse (Richelot).

La ligature est donc faite sans qu'il soit nécessaire de

découvrir l'artère. Elle manque rarement. Un peu d'expérience suffit généralement pour se rendre compte d'après l'épaisseur des tissus, si le vaisseau a été bien saisi. L'artère utérine du côté droit étant liée, on procède d'une façon identique à la ligature de celle du côté gauche.

II. **Deuxième temps.** — *Amputation sus-vaginale du col.* On peut subdiviser cette partie de l'opération en trois temps secondaires : 1° Incision circulaire dans les culs-de-sac vaginaux; 2° Dégagement du segment inférieur du col de l'utérus; 3° Section légèrement conoïde du col au niveau du point de flexion.

1° Pour exécuter l'incision circulaire, si au préalable on a fait la ligature des artères utérines, on peut utiliser les incisions latérales en les réunissant par une incision antérieure et une postérieure.

Dans le cas contraire, on commence par faire une incision antérieure au niveau du col, partant du cul-de-sac latéral droit et se terminant au niveau du cul-de-sac latéral gauche. Une incision analogue est ensuite faite dans le cul-de-sac postérieur et va se confondre avec l'incision antérieure. La section doit comprendre l'épaisseur de la paroi vaginale sans entamer les couches musculaires de l'utérus.

En avant, l'incision peut intéresser des vaisseaux de la paroi vaginale, vaisseaux assez volumineux pour donner lieu, malgré la ligature de l'utérine, à une hémorrhagie assez notable. On pourra la vaincre par la compression, faite pendant quelques instants ou par l'emploi des pinces hémostatiques.

En avant, on doit se garder de sectionner le vagin trop

haut pour ne pas intéresser la paroi de la vessie. En arrière, on doit ménager le cul-de-sac péritonéal, mais son ouverture est plus à craindre au moment du décollement. L'incision circulaire étant faite, on procède au deuxième temps.

On peut cependant procéder de la façon suivante : faire d'abord l'incision antérieure et décoller en avant, puis faire l'incision postérieure et décoller en arrière.

2° Le dégagement doit être fait progressivement avec le doigt, de façon à éviter des tractions ou des déchirures. On doit décoller d'abord la paroi antérieure en ayant soin de ne pas trop tirailler la paroi de la vessie dans le cas où celle-ci se trouverait à découvert. Ce décollement doit s'arrêter au niveau du point où l'on veut sectionner l'utérus, c'est-à-dire un peu au-dessus du point de flexion.

On décolle ensuite la paroi postérieure avec autant de ménagement, pour éviter la déchirure facile du cul-de-sac péritonéal que l'on aperçoit parfois au fond de l'incision, sous la forme d'une membrane bleuâtre. Mais si cet accident arrive, on ne doit pas se préoccuper outre mesure ; deux ou trois points de catgut suffisent pour fermer la séreuse et pour parer à tout danger, lorsqu'on opère d'une façon antiseptique.

Le décollement des parties latérales est ensuite fait. Ce dernier, comme le premier, doit s'arrêter au-dessus du point de flexion de l'utérus. Ce point siège ordinairement à l'union du tiers supérieur avec les deux tiers inférieurs du col.

3° Il reste à exécuter la section du col au bistouri. Elle

doit porter au-dessus de la flexion, pour que le redressement de l'utérus soit possible dans le troisième
temps, après la suture.

Cette amputation doit être faite en coupant le tissu
musculaire couche par couche de façon à excaver autant
que possible vers le canal cervical. L'amputation étant
faite, on saisit le moignon à l'aide d'une pince à traction
dont l'une des branches est introduite dans l'orifice utérin
et l'autre sur la partie supérieure de la lèvre antérieure,
et l'on procède au troisième temps.

III. Troisième temps. — Il s'agit maintenant de faire
glisser la paroi vaginale postérieure au-devant du moignon utérin de façon à le recouvrir dans toute son étendue, sauf au niveau de l'orifice qui doit être respecté. On
y parvient au moyen de *trois séries* de sutures disposées
de telle sorte que la partie moyenne de la paroi vaginale
postérieure vient jusqu'à l'orifice et recouvre la lèvre
postérieure du moignon, tandis que les parties latérales
de cette paroi sont remontées de chaque côté jusqu'à
recouvrir complètement la lèvre antérieure du moignon.
Les bords de ces deux parois latérales doivent être mis
en contact sur la ligne médiane au-dessus de l'orifice.
Cette disposition de la muqueuse sur le moignon a pour
résultat une traction exercée sur la lèvre antérieure de
ce dernier et consécutivement, un mouvement de bascule
de l'utérus dont le fond tend à remonter et à se placer en
avant. Pour pratiquer les sutures, on peut se servir soit
d'une aiguille courbe tenue par un porte-aiguille, soit,
comme le fait M. Richelot, d'une aiguille de Reverdin à
courbure suffisamment prononcée ; dans le premier cas,

on traverse les parties de haut en bas; dans le second on enfonce l'aiguille de bas en haut.

La *première série* de sutures (fig. 1) est faite de la façon suivante :

Si l'on se sert de l'aiguille courbe ordinaire, armée d'un catgut on doit l'enfoncer au niveau de l'orifice utérin et traverser une partie de la lèvre postérieure du moignon de façon à sortir sur la ligne médiane à peu près vers la partie moyenne de cette lèvre. On doit ensuite traverser d'arrière en avant la paroi vaginale postérieure, à un centimètre de son bord, au niveau de la ligne médiane.

Un second fil est passé d'une façon identique à droite du précédent; un troisième à gauche.

Ces trois fils serrés font remonter la partie médiane de la paroi vaginale postérieure en adossant son bord à la partie postérieure de l'orifice utérin.

Pour recouvrir la partie antérieure du moignon, on enfonce l'aiguille courbe armée d'un double fil de catgut au niveau du bord antérieur du moignon sur la ligne médiane, de manière à traverser une partie du moignon et sortir au milieu de sa lèvre antérieure à égale distance du bord et de l'orifice utérin.

Ce double fil est sectionné et ses deux chefs inférieurs sont armés de deux aiguilles. Chacune d'elles est alors plongée sur les parties tout à fait latérales de la partie vaginale postérieure toujours à un centimètre de leur bord de section et à une certaine distance (qui est variable suivant les vagins) des trois points médians précédemment placés. Cette distance doit être assez grande pour permettre aux parties latérales de la muqueuse de remonter suffisamment haut sur la lèvre antérieure sans tirailler les trois points postérieurs.

Lorsqu'on serre ces deux fils on voit les parties latérales venir recouvrir la lèvre antérieure du moignon en se mettant en contact sur un point de la ligne médiane.

Ces cinq premiers fils posés constituent la première série. On peut voir déjà que presque tout le moignon est recouvert (fig. 2).

Ce glissement s'est fait en somme en deux temps : 1° La partie moyenne de la paroi vaginale postérieure est remise au contact de l'orifice utérin après avoir noué les premiers fils; 2° Les parties latérales sont remontées lors de la ligature du double fil supérieur.

Il reste cependant des parties cruentées, là où la muqueuse n'a pas été bien appliquée, sur la ligne médiane, au-dessus de l'orifice et sur le bord de la lèvre antérieure du moignon de chaque côté des deux points médians.

Pour compléter cette application, on fait les 5 points suivants, lesquels constituent la *deuxième série* (fig. 3).

Deux (et parfois 4) fils sont placés pour fixer les parties latérales de la paroi vaginale restées libres aux parties correspondantes du bord antérieur du moignon. On enfonce l'aiguille au niveau du bord supérieur du moignon, on traverse une certaine épaisseur de ce dernier puis la paroi vaginale, près de son bord (1).

Deux points sont placés aux angles supérieurs de l'ori-

---

(1) M. Nicolétis décrit dans la première série ces deux (ou 4) points de suture, et conseille de passer ces fils avant de nouer les 5 premiers pour empêcher la déchirure de la muqueuse vaginale. Nous croyons qu'il est au moins aussi commode sinon plus, de les mettre après

fice utérin de chaque côté de la ligne médiane ; ils traversent l'orifice utérin, une partie du moignon, et enfin la muqueuse vaginale près de son bord. Ces deux points serrés ont pour but de régulariser pour ainsi dire, l'orifice utérin et d'adosser autant que possible les deux muqueuses vaginale et utérine.

Un, ou parfois deux autres, sont placés sur la lèvre antérieure du moignon dans le but d'adosser, aussi parfaitement que possible les bords de la muqueuse vaginale qui sont en contact au niveau de la partie médiane de la lèvre antérieure du moignon (fig. 2-2').

L'aiguille doit, d'abord, traverser la muqueuse vaginale de droite, le moignon dans une certaine épaisseur et puis la muqueuse vaginale de gauche.

Quand on place ces trois dernières sutures, on doit enlever la pince à traction et tirer le moignon par les fils de catgut placés précédemment.

Ces deux séries de sutures terminées, le moignon étant recouvert complètement, il ne reste qu'une solution de continuité, celle de la paroi vaginale antérieure, au niveau du bord antérieur du moignon (fig. 4).

La *troisième série* (fig. 5 et 6) de sutures est destinée à la fermer.

Cette suture se compose de quatre points placés sur le bord antérieur du moignon, deux de chaque côté de la ligne médiane.

avoir noué le double fil supérieur, cette manière de faire ayant réussi à notre maître, M. Richelot. Qu'on les noue avant ou après, l'important c'est de bien adosser le bord de la paroi vaginale postérieure au bord antérieur du moignon.

Chacun de ces points est placé de la façon suivante : l'aiguille traverse l'épaisseur de la paroi vaginale antérieure à un demi-centimètre de son bord, l'épaisseur du bord du moignon et la muqueuse vaginale postérieure qui le recouvre.

Ces quatre points posés, la plaie vaginale est complètement fermée.

Parfois, cependant, lorsqu'on n'affronte pas assez bien les surfaces, lorsqu'on manque un point de suture ou lorsqu'on voit le suintement persister, alors on peut placer un, deux ou trois points supplémentaires.

Le double point supérieur peut être remplacé, comme le fait M. Richelot par deux points séparés, mais placés autant que possible sur la ligne médiane.

Résumons maintenant les temps de la suture.

1ʳᵉ *Série*. — 1ᵉʳ, 2ᵉ, 3ᵉ points unissant l'orifice utérin à la partie moyenne de la muqueuse vaginale, 4ᵉ et 5ᵉ points (ou point double supérieur) unissant la partie médiane de la lèvre antérieure aux parties latérales de la muqueuse vaginale postérieure.

Ces cinq premiers points serrés, le moignon est recouvert presque entièrement.

2ᵉ *Série*. — (Pinces à traction enlevées) 5 points.

1ᵉʳ et 2ᵉ points, pour réunir aux bords antérieurs du moignon les parties latérales de la paroi postérieure ; 3ᵉ et 4ᵉ points, aux angles supérieurs de l'orifice ; 5ᵉ point, au milieu de la lèvre antérieure du moignon, pour affronter les deux bords de la muqueuse vaginale postérieure, glissés à ce niveau.

3ᵉ *Série*. — 4 points pour fermer la plaie en réunissant

lo bord antérieur du moignon à la paroi vaginale antérieure.

Nous avons tenu à entrer dans les plus petits détails.
Nous savons qu'une description de ce genre est difficile à
suivre; mais nous pensons que les figures que nous
avons jointes à ce travail rendront plus claire notre
description. Et surtout nous tenons à dire que ce
mode de suture est loin d'être aussi compliqué qu'il peut
le paraître à première lecture. Au lieu de la suture circulaire de la paroi vaginale à l'orifice utérin, comme on
le fait dans toute amputation susvaginale suivie de réunion immédiate, on place les fils de manière à porter l'incision de la paroi vaginale postérieure sur le bord antérieur du moignon; voilà tout. Cette suture, il est essentiel
de le remarquer, n'est ni plus compliquée ni plus difficile
que la simple suture circulaire.

Soins consécutifs.

Le traitement post-opératoire est des plus simples.

Après avoir lavé le vagin au sublimé et s'être assuré par
l'hystéromètre de la perméabilité de l'orifice et de la direction de l'utérus, M. Richelot place un crayon iodoformé
dans la cavité et fait un pansement avec des tampons
d'ouate hydrophile imprégnée de poudre d'iodoforme.

Si, comme il arrive presque toujours, il n'y a ni douleur,
ni élévation de température, ni hémorrhagie, les tampons
sont changés au bout de huit jours seulement, après une
injection au sublimé.

Celle-ci est faite quotidiennement à partir du 10ᵉ jour.

Le 12ᵉ jour on pratique le toucher pour s'assurer de l'état des sutures, et s'il y a lieu, on fait l'examen au spéculum.

La cicatrisation est alors généralement complète.

Parfois on trouve un ou deux points de suture incomplètement réunis.

La malade se lève à partir du 15ᵉ jour. Si la température dépasse 38 degrés, deux jours de suite, ou si l'on observe un suintement séro-sanguin, on peut faire un lavage au bichlorure et placer ensuite un tampon iodoformé.

Il faut cependant se garder de prendre pour de l'infection, l'hyperthermie qui accompagne presque toujours l'apparition des règles qui peuvent être provoquées plusieurs jours avant leur époque normale par le fait de l'intervention.

M. Nicolétis conseille l'emploi d'un tampon de glycérine iodoformée après l'opération, dans le double but de maintenir l'asepsie et de décongestionner les tissus. Il place ensuite la malade dans le décubitus dorsal, les jambes légèrement fléchies sur les cuisses et les cuisses sur le bassin au moyen d'un coussin mis sous le creux poplité afin d'empêcher les tiraillements de la paroi abdominale.

Application aux autres déviations.

Nous venons de voir comment on doit procéder dans la rétroversion compliquée de rétroflexion, ce qui est d'ailleurs le cas le plus fréquent. Voyons maintenant ce qu'on doit faire dans les autres cas.

Pour une antéversion ou une antéflexion, on devra faire l'amputation sus-vaginale ; mais les sutures seront ici renversées, c'est-à-dire qu'au lieu de fixer la paroi postérieure du vagin au bord antérieur du moignon, c'est la paroi vaginale antérieure qui doit être soudée au bord postérieur.

La partie moyenne de cette paroi viendra au bord antérieur de l'orifice utérin, la lèvre antérieure du moignon étant par ce fait en partie recouverte.

Les parties latérales de la paroi vaginale antérieure viendront descendre, tirées par le double fil qui, cette fois, est inférieur, au niveau de la partie moyenne de la lèvre postérieure du moignon.

Enfin la paroi postérieure sera simplement suturée au bord postérieur du moignon.

Quant aux latérodéviations, on conçoit à priori que l'opération, exécutée de façon à recouvrir le moignon par les parois du côté dévié, puisse modifier la position vicieuse. Nous n'en possédons cependant pas d'observation spéciale.

Nous pensons en outre que cette opération est rarement indiquée.

Les latéro-déviations (sauf des cas congénitaux très rares qui ne sont pas accompagnés de troubles fonctionnels) sont presque toujours, pour ne pas dire toujours, consécutives, soit à une maladie des annexes, soit à une pelvi-péritonite, soit enfin à une altération des ligaments larges, affections qui sont justiciables d'un autre traitement.

Résultats.

A. *Immédiats.* — Nous comprenons sous ce nom, les résultats obtenus depuis le moment où l'opération est terminée jusqu'à la cicatrisation complète de la plaie.

Généralement les suites sont des plus simples : on n'observera ni fièvre, ni douleur, ni hémorrhagie. Dans certains cas, le soir et le lendemain, on voit apparaître des vomissements parfois gênants, qui sont dus au chloroforme. (Obs. XIII.)

On peut aussi avoir affaire à un léger suintement hémorrhagique dont il ne faudra pas se préoccuper outre mesure.

Enfin, il est fréquent de voir survenir les règles provoquées par l'intervention avec leur cortège symptomatique habituel et une légère élévation de température. (Obs. II et III.)

La cicatrisation parfaite s'observe au bout de 8 à 10 jours.

Il peut rester cependant un ou deux points dénudés par suite d'une résorption trop rapide du catgut.

Dans deux cas, par suite d'une légère hémorrhagie, nous avons noté une réunion secondaire. Dans l'un elle était limitée à un petit espace situé sur la lèvre antérieure. Dans l'autre (obs. V), elle répondait à toute la surface du moignon.

Lorsqu'on vient de terminer l'opération et que l'on pratique le cathétérisme de l'utérus, on constate une modification très appréciable dans la position de l'organe.

S'il s'agissait d'une rétroversion avec rétroflexion, cette dernière disparait par le fait de l'amputation sus-vaginale, et de plus, le corps de la matrice se trouve redressé, car la sonde pénètre en ligne droite.

Dans le cas de rétroversion simple, le corps est reporté en avant?

Lorsqu'on a affaire à une antéversion avec antéflexion, celle-ci, naturellement, n'existe plus, puisque le col est supprimé; mais l'utérus reprend-il sa situation physiologique.

Nous devons dire que pour obtenir ce résultat, il faut que les adhérences qui maintiennent l'utérus dans sa position vicieuse ne soient pas bien fortes. Dans ce cas, nous l'avons déjà dit, on doit essayer de les détruire par un traitement préalable.

Dans l'observation de M. Nicolétis (obs. XI) il y eut une modification considérable dans la position de l'utérus. Dans celle de M. Richelot (obs. IV), cette modification n'a pas eu lieu.

Mais dans les 2 cas, il y a eu suppression de la flexion et amendement des troubles fonctionnels.

Trois semaines après l'opération, terme moyen de la durée du séjour au lit, on observe les mêmes bons résultats.

Quant aux troubles fonctionnels, dus à la métrite, (douleurs dans le bas-ventre, dans les cuisses, métrorrhagies, etc.), de même que les symptómes dus à la compression (constipation, dysurie, etc.), on observe d'une façon constante, leur disparition dans les quelques jours qui suivent l'opération.

Il en est de même de l'état nerveux très particulier qu'on observe souvent dans les déviations utérines ; avant que la malade ne puisse se lever, on voit ces phénomènes nerveux disparaître ou se modifier sensiblement. Deux de nos observations sont remarquables à ce point de vue. (Obs. II et VII.)

B. *Résultats éloignés.* — Y a-t-il persistance des bons résultats immédiats tant au point de vue local qu'au point de vue général ? C'est une question qui mérite d'être étudiée et à laquelle nous croyons devoir répondre par l'affirmative.

Parmi les faits relatés dans nos observations, trois datent de deux ans et ont été suivis avec soin ; la guérison persiste. D'autres datent de seize mois. Enfin les derniers sont trop récents pour que nous puissions être affirmatifs ; mais les bons résultats éloignés des premiers et l'absence d'insuccès dans tous les cas, sauf celui où la réunion ne s'est pas faite, nous portent à croire que le résultat définitif sera aussi parfait.

Une autre question très importante doit être envisagée. N'a-t-on pas à craindre une atrésie plus ou moins prononcée de l'orifice ayant pour conséquence des troubles divers et particulièrement la stérilité ?

A priori, lorsque la réunion est parfaite, l'atrésie n'est pas à craindre, pas plus que dans toute amputation sus-vaginale suivie de suture.

En fait, le cathétérisme soigneusement pratiqué dans tous les cas que nous rapportons, a démontré la perméabilité de l'orifice. Il est permis cependant de faire des réserves, lorsque, par une cause quelconque, on réussit mal les sutures ou que l'on n'a qu'une réunion secondaire.

Quant à la grossesse, nous la croyons possible (1), notre septième observation le démontre. D'ailleurs nous ne voyons pas pourquoi il n'en serait pas ainsi, lorsque l'orifice est perméable et que la muqueuse utérine est saine et reconstituée. Les cas de grossesse après le curage sont trop nombreux pour qu'il soit nécessaire d'insister.

Quant à l'influence que cette opération peut exercer sur l'accouchement, elle ne nous semble pas de nature à provoquer des accidents. Dans notre observation, la seule que nous ayons avec grossesse, on n'a remarqué qu'une très grande rapidité de l'expulsion du fœtus.

C. *Complications.* — Voyons maintenant quels sont les accidents qui peuvent survenir pendant et après l'opération. Lorsqu'on opère suivant les règles indiquées nous ne voyons autre chose que la possibilité d'une hémorrhagie qui est parfois gênante, mais qui n'offre cependant pas de gravité. La blessure de la vessie, lorsqu'on procède avec précipitation est une chose possible. On y doit remédier par une suture au catgut faite sur le champ. Quant au péritoine, si l'antisepsie est suffisante et que l'on ait eu soin d'empêcher le sang de couler dans la

(1) DUCASSE. *De la conception, de la grossesse et de l'accouchement après la trachélorrhaphie et l'amputation du col de l'utérus,* thèse inaug., 1889.

cavité, son ouverture n'offre aucune gravité. La plaie sera, bien entendu, fermée par la suture au catgut. Dans notre dernière observation (obs. VI), où cet accident s'est produit, les suites ont été des plus simples et le résultat définitif parfait.

La réunion parfaite et immédiate est la règle, lorsque les sutures sont bien faites et que l'antisepsie a été suffisante. Elle peut être cependant empêchée par la production d'une légère hémorrhagie sous la muqueuse. Pour éviter cet inconvénient, on doit procéder soigneusement à l'hémostase avant de passer les fils.

Quant aux complications du côté du paramètre, des annexes et du péritoine, nous ne les indiquons que pour rappeler qu'elles sont imputables à l'opérateur.

La gynécologie moderne, rigoureusement antiseptique, a supprimé de pareils accidents, accidents tant redoutés par les gynécologues anciens. Lorsqu'on procède suivant les règles de l'antisepsie et que la malade n'est pas déjà atteinte d'une affection péri-utérine aiguë ou subaiguë, aucune complication ne doit se produire.

En ce qui concerne les *complications éloignées*, nous en avons déjà dit un mot, en parlant des suites.

L'atrésie avec les accidents dysménorrhéiques consécutifs n'est à craindre que dans les cas de réunion tout à fait défectueuse.

L'avortement et les troubles pendant l'accouchement ne nous semblent pas, jusqu'à nouvel ordre, être les conséquences de notre opération.

L'avenir seul, par l'étude des cas que nous relatons, nous éclairera complètement à ce sujet. Cependant, lors-

qu'on est en face d'une primipare jeune, de troubles fonctionnels peu accusés, nous croyons devoir conseiller la
temporisation, malgré les excellents résultats de l'hystéropexie vaginale.

Enfin, les récidives s'observent-elles après cette opération, comme après bien des interventions gynécologiques?
Nous ne le croyons pas et nous basons notre opinion sur
l'étude de quelques cas assez anciens que nous rappor-
terons; mais, il faut le dire, l'expérience seule pourra
permettre de se faire un jugement exact sur ce point.

CHAPITRE V

Indications et contre-indications.

D'une façon générale, l'hystéropexie vaginale est applicable aux *rétroversions*, aux *rétroflexions*; elle le serait même dans les *antéversions*, les *antéflexions*, enfin dans les *latéro-déviations*.

Elle est indiquée lorsque ces déviations sont simples et même lorsqu'elles se compliquent de déchirure du col, d'endométrite, de métrite, d'hypertrophie et de cellulite.

C'est surtout dans la *rétroversion* avec *rétroflexion* au 2ᵉ et au 3ᵉ degré que cette opération donne d'excellents résultats.

Elle ne nous semble indiquée dans les rétroversions et rétroflexions légères, que si celles-ci s'accompagnent de troubles fonctionnels suffisamment accusés. On observe en effet, des cas où ces symptômes étant nuls ou très peu prononcés, l'intervention chirurgicale n'est pas justifiée.

Dans les *antédéviations*, l'hystéropexie donne aussi de bons résultats. Cependant il est des cas où elle nous semble moins indiquée.

Lorsque, comme dans certaines *rétrodéviations*, les symptômes sont assez peu marqués pour qu'on ait pu appeler *physiologiques* ces antéflexions, la réserve s'impose.

Il en est d'autres par contre, où l'utérus est fixé par

des adhérences tellement fortes que sa mobilité est très difficile à obtenir. Ces cas doivent être soigneusement étudiés, car les annexes sont souvent en cause et il faudra se garder de faire fausse route.

M. Richelot pense même que la plupart de ces déviations ne sont que le résultat d'une affection péri-utérine. Pour notre compte, nous conseillons d'explorer soigneusement les annexes pour s'assurer de leur bon état, et de procéder alors au traitement des adhérences afin d'obtenir la mobilité nécessaire.

En ce qui concerne les *latéro-déviations*, nous croyons que l'on doit restreindre les indications de l'hystéropexie plus que M. Nicolétis n'a tendance à le faire.

En effet, les latéro-déviations primitives s'accompagnant de troubles propres et justiciables d'une intervention chirurgicale, nous semblent tout à fait exceptionnelles. La déviation latérale est ou bien congénitale, ne se traduisant par aucun symptôme morbide, ou bien elle n'est que secondaire à une lésion plus ou moins ancienne des annexes ou du ligament large, à un fibrome, à un kyste : dans l'un comme dans l'autre de ces deux derniers cas, l'hystéropexie n'est pas applicable.

Lorsque les déviations s'accompagnent de déchirure du col, de métrite cervicale, d'endométrite, de métrite totale, d'hypertrophie, de cellulite, l'opération n'est pas contre-indiquée. Il faut seulement procéder au préalable à leur traitement.

Nous avons déjà vu que la métrite peut être traitée soit par les applications intra-utérines de teinture d'iode, tampons de glycérine et injections chaudes, soit par le curettage fait immédiatement avant l'opération.

La métrite totale et l'hypertrophie devront aussi être traitées. L'amputation du col produit alors un bon résultat. C'est dans les cas d'hypertrophie que la ligature des utérines est particulièrement indiquée d'après M. Nicolétis.

Mais quel que soit le cas auquel on doive appliquer l'hystéropexie vaginale, deux conditions sont nécessaires : 1° Il faut que les culs-de-sac soient libres, que les annexes soient saines ; 2° il faut que l'utérus soit mobile ou mobilisé.

Lorsqu'on se trouve en présence d'une lésion *aiguë* ou *subaiguë* des annexes, quelque légère qu'elle puisse être, même si elle n'est pour rien dans la position vicieuse de la matrice, il faudra s'abstenir de toute intervention et attendre le résultat du traitement dirigé contre cette dernière affection.

Il en est de même d'une lésion du ligament large et de la cellulite plus ou moins aiguë. Ce n'est qu'après avoir l'une et l'autre et lorsque tout état inflammatoire aura complètement disparu, que l'on sera en droit de pratiquer l'hystéropexie vaginale.

Si l'on se trouve en présence d'adhérences qui peuvent, comme il a été dit, être de plusieurs sortes, il faudra soigneusement les traiter pour obtenir la mobilité nécessaire.

Enfin l'abstention s'impose lorsque l'utérus est immobilisable.

Lorsque le prolapsus assez accusé accompagne la déviation, on doit instituer un traitement approprié, dirigé contre la chute de l'utérus.

CHAPITRE VI

Parallèle de l'hystéropexie vaginale avec les diverses méthodes de traitement.

Notre but n'est pas de faire une étude critique approfondie des différents traitements préconisés contre les déviations; ce serait sortir des limites que nous nous sommes tracées.

Nous nous bornerons à passer sommairement en revue les principales méthodes de traitement employées jusqu'ici, tout en indiquant le pour et le contre, dans chacune d'elles, ainsi que les circonstances dans lesquelles nous les croyons justifiées. Quoique nous décrivons une opération nouvelle qui, du reste, nous a donné de très bons résultats, nous ne prétendons pas faire, de parti pris, le procès des autres moyens.

I. — MOYENS MÉDICAUX

Nous ne faisons que les signaler pour mémoire.

Le nombre et la variété des topiques employés jadis, et encore à l'heure actuelle, par quelques médecins, témoignent de leur inefficacité.

Dans les cas qu'il nous a été donné d'observer dans la pratique et dans les diverses observations que nous avons tirées des consultations, nous avons toujours constaté l'échec des traitements médicaux plus ou moins longtemps prolongés.

Ce n'est que pour certains cas, tout à fait légers, où la déviation est presque nulle, et dans lesquels la métrite prédomine, que nous avons enregistré des améliorations dues au traitement de cette dernière.

Dans les déviations proprement dites, le traitement médical peut tout au plus amener une diminution de certains symptômes, tels que la douleur; mais la position vicieuse, cause des accidents, restant la même, le résultat définitif est toujours peu satisfaisant.

Quant aux traitements généraux, comme les cures thermales, préconisées par certains auteurs, ce ne sont que des moyens accessoires qui peuvent être utiles après une intervention réellement curative; ils ne servent souvent que pour déguiser l'ignorance ou pour tirer d'embarras le praticien à bout de ressources.

II. — MOYENS CHIRURGICAUX

Les moyens chirurgicaux, destinés à combattre les déviations utérines, sont de deux ordres : les uns constituent des opérations préliminaires s'adressant plutôt à des complications ; les autres constituent des opérations curatives proprement dites. Parmi les premiers, il faut citer le *massage*, la *dilatation*, le *curage* et le *redressement* ; parmi les seconds, *différents procédés chirurgicaux* peu employés, l'*Alquié-Alexander* et la *laparo-hystéropexie*.

A. — Massage.

Le massage, qui a été appliqué à la gynécologie par

Brand de Stockholm, consiste dans des mouvements modérés et variés exécutés par la main sur les organes génitaux internes, soit à travers la paroi abdominale, soit directement par le vagin, ou bien les deux à la fois.

Ce moyen fort peu employé en France, et dont certains auteurs se louent à l'étranger, serait indiqué, d'après Resch : d'abord dans les inflammations chroniques ou subaiguës du tissu cellulaire du bassin, suivies de déplacement de l'utérus ou des annexes; 2° dans la métrite chronique; 3° dans l'hématocèle rétro-utérine; 4° dans le relâchement des ligaments et prolapsus. Ce moyen s'adresse donc surtout aux complications inflammatoires et tout à fait secondaires à la déviation.

Par son but même et en dehors des reproches qu'on pourrait lui adresser, ce moyen ne doit pas être considéré comme un véritable traitement curatif de la déviation.

B. — Dilatation.

La dilatation de l'utérus qui aurait été suivie de succès entre les mains de certains gynécologues, ne nous paraît pas donner des résultats définitifs. Rapide, elle peut être dangereuse; lente et progressive, elle ne peut que pallier des accidents dysménorrhéiques qui peuvent accompagner dans certains cas la déviation : elle n'est, en somme, que le premier temps d'une intervention plus radicale.

C. — Curage.

Le curage a donné dans certains cas des résultats satisfaisants.

Nous possédons, pour notre compte, une observation

intéressante sur ce sujet. Il s'agit d'une malade atteinte d'une rétroflexion très légère avec endométrite. Après l'opération faite par M. Chaput, on observa la disparition complète des troubles fonctionnels et une modification de la position vicieuse.

Mais dans ces cas on a affaire à cette catégorie de déviations où la métrite joue le principal rôle. Il n'en est pas ainsi, lorsqu'il s'agit de déviations suffisamment accusées qui amènent par elles-mêmes des troubles plus ou moins prononcés.

Nous avons observé plusieurs fois dans le service de M. Richelot, que le curage ne produisait qu'un soulagement passager des symptômes de la métrite, tandis que la position vicieuse de l'utérus restait la même.

On ne doit donc recourir à ce procédé que comme un *modus faciendi* préliminaire s'adressant à la métrite et non pas comme à un moyen radical.

D. — Redressement.

« Redresser l'utérus et le maintenir réduit, » tel est le précepte classique. *Pour quelques gynécologues ce précepte est encore de règle générale*, quel que soit d'ailleurs l'état inflammatoire du paramètre. Quoi qu'il en soit de cette façon de voir qui nous semble irrationnelle, les manœuvres destinées à réduire la matrice peuvent être divisées en : manœuvres extra-utérines et manœuvres intra-utérines.

Le redressement par manœuvres extra-utérines comprend : 1° la méthode d'Huguier aujourd'hui abandonnée ; 2° la méthode de Courty, décrite par Solger, de Berlin, sous le nom de reposition spontanée aérienne, la femme étant placée dans la position genu-pectorale, et la vulve et le vagin étant descendus à l'aide d'une valve Sims ; 3° la méthode de Schultze ou reposition bimanuelle.

Le redressement par manœuvre intra-utérine se fait généralement à l'aide d'une sonde que l'on introduit dans la cavité utérine, ou bien d'un instrument ad-hoc comme celui dont se sert le professeur Trélat. Ce redressement est ou bien rapide et extemporané, ou bien lent et progressif.

Le redressement bimanuel n'est possible que lorsque les adhérences n'existent pas ou sont négligeables.

Le redressement extemporané est facile lorsque l'utérus est mobile. Mais il n'en est pas de même lorsqu'il s'agit de rompre des adhérences parfois considérables. Poullet, de Lyon, conseille de ne pas hésiter à déployer une certaine force. Dans la thèse de M. Roland, son élève, celui-ci cite un cas où l'effort fut tel que le bassin fut soulevé. Malgré cette opinion autorisée, nous faisons toutes nos réserves au sujet d'une telle pratique qui peut, à notre sens, être dangereuse même lorsqu'on se place dans les meilleures conditions d'antisepsie.

M. Trélat est partisan de la réduction lente et progressive à l'aide de son hystéromètre, mais il conseille la prudence.

En dehors des accidents qui peuvent être provoqués par la rupture extemporanée, la réduction étant faite, elle se produira si on ne la maintient pas. Les cas où la réduction seule a suffi sont exceptionnels.

Le redressement, comme la dilatation et le curage n'est

donc qu'une partie du traitement. Aussi l'emploi des moyens mécaniques de contention en est-il le complément nécessaire.

E. — Pessaires.

Leur but principal dans les déviations est de maintenir l'utérus dans sa position normale.

Le remplissent-ils suffisamment ? Sont-ils sans inconvénients et sans danger ? Ce sont là les questions qu'il faut se poser.

Le nombre des pessaires est incalculable et cette abondance trahit justement leur inefficacité.

Les uns sont munis d'une tige utérine : pessaires intra-utérins, tuteurs utérins.

Les autres sont placés dans le vagin : pessaires leviers, anneaux circulaires, elliptiques, allongés, inclinés, configurés de différentes façons.

Les premiers sont toujours dangereux et très souvent inefficaces, de l'avis même des gynécologues qui les avaient tout d'abord recommandés.

« J'ai vu, dit Courty, dans son Traité pratique des maladies de l'utérus, p. 682, mourir de métro-péritonite, malgré le traitement antiphlogistique le plus énergique et le mieux dirigé, une malade qui avait paru tolérer le séjour de ces tiges dans l'utérus pendant 24 heures. »

Ce cas n'est point le seul de son genre.

Et que l'on ne nous dise pas qu'il faut savoir saisir l'indication, et que les précautions antiseptiques mettent à l'abri des complications. On ne peut pas, d'une part, être absolument certain que dans une version et flexion anciennes il ne reste pas un reliquat de phlogose péri-utérine ; d'autre part il est impossible dans la pratique, chez une femme qui porte un pareil instrument, de faire une antisepsie suffisamment sérieuse pour que ce corps étranger, cause constante d'irritation, ne soit pas dans la suite le point de départ d'une série d'accidents septiques.

Ils sont donc un danger continuel pour la femme qui les porte.

Quant à leur efficacité, elle est loin d'être telle qu'elle puisse justifier leur emploi.

Courty a vu des malades traitées par ce moyen et qui n'ont pas été guéries.

Scanzoni a vu revenir à lui des malades non guéries et traitées par Kiwisch.

Valleix lui-même, le premier défenseur de cette méthode en France, avait beaucoup restreint son application dans les derniers temps.

Quant aux pessaires extra-utérins, un grand nombre d'entre eux est déjà abandonné à cause des inconvénients produits par leur mode même d'action ; tels sont par exemple ceux qui agissent en dilatant le vagin outre mesure et en comprimant les parties voisines. Nous n'insisterons pas sur ce point.

Quelques-uns sont cependant employés par de savants gynécologues ; tel est celui de Hodge, employé en Allemagne par Martin et Schultze, et défendu en France par Bouilly.

Mais malgré leurs perfectionnements et leurs avantages sur les autres, ces agents orthopédiques nous semblent susceptibles de critiques.

L'emploi du pessaire, de l'avis même de ses partisans, est une chose délicate et difficile. La variété très grande des organes génitaux et des dispositions pathologiques exige une variété dans les instruments destinés à les traiter. Une surveillance très scrupuleuse est absolument nécessaire. On sait combien il est fréquent de s'y prendre à plusieurs fois et d'y renoncer même lorsqu'on veut placer convenablement le pessaire ; et cela même en supposant des cas simples où l'indication est nette et qu'on ne trouve aucune affection para ou périmétrique.

« Or, dit Martin lui-même, il est si facile de ne pas s'apercevoir de l'existence du reliquat de ces phlogoses » ; et alors que de funestes conséquences ! On ne compte plus les cas de lymphangites, de métrites, de cellulites, de salpingites et de pelvi-péritonites survenues dans ces circonstances. Notre observation nous en offre un exemple frappant (Obs. VII).

Le pessaire, appliqué par M. Gallard, a été sans aucun doute la cause des accidents.

Mais même dans des cas très simples, lorsque cet agent mécanique semble bien supporté, on n'est pas certain d'en être à l'abri.

Séjournant plus ou moins longtemps dans le vagin, il provoque des sécrétions abondantes dont la stagnation peut engendrer des accidents septiques. Et cela malgré les soins de propreté qui, dans la pratique courante, sont loin d'être suffisants.

Les pessaires, si bien appliqués qu'ils soient, sont des hôtes plus ou moins gênants et leurs inconvénients sont d'une évidence particulière (Segond, Soc. de Chir., 27 mars 1889).

Enfin, sans tenir compte de ce danger, ni des ennuis occasionnés par le port d'un semblable instrument, sans compter non plus les accidents très graves, tels que les perforations de la vessie ou du rectum qui sont imputables aux négligences, quel est en définitive le résultat de leur emploi ?

Ils sont souvent inefficaces et lorsqu'ils produisent un soulagement, celui-ci n'est que passager, la déviation n'en persistant pas moins.

« J'admets, dit M. Richelot, dans sa communication au Congrès de Chirurgie, que le pessaire ne doit pas être mis au rebut, mais j'avoue qu'après l'avoir souvent proposé et essayé dans toutes les formes, suivant les malades, je ne puis le considérer comme le traitement habituel des rétroflexions. Il peut rendre un grand service, mais il faut savoir et pouvoir s'en passer ».

M. Terrier se déclare l'adversaire de l'emploi des pessaires qu'il trouve détestables.

Nous pouvons donc dire que si leur usage ne peut pas être proscrit d'une façon absolue et dans tous les cas, on ne doit non plus recourir à ce moyen que dans des circonstances exceptionnelles, faute de mieux, comme un moyen palliatif, lorsque la malade refuse l'intervention chirurgicale.

F. — Procédés chirurgicaux divers.

Parmi ces procédés chirurgicaux, les uns agissent par le raccourcissement pur et simple de la paroi vaginale (procédé de Robertson et de Schmit, de Cologne); les autres agissent sur le col et les insertions vaginales (procédé d'Amussat et Richelot père ; de Genet, de Barbazieux). Ils sont aujourd'hui complètement abandonnés ; nous n'y insisterons pas.

Quant à l'opération conseillée par Marion Sims dans les antéflexions prononcées et qui consiste à redresser la cavité utérine en créant un canal artificiel à travers la lèvre postérieure et en enlevant une certaine quantité du tissu utérin qui forme le coude de flexion — elle est aussi tombée, avec juste raison, en désuétude. Outre que l'orifice artificiel se refermait facilement, elle était souvent inefficace et exposait à des complications immédiates et tardives.

Enfin, il est un procédé qui mérite d'être signalé. Nous voulons parler de la « ligature vaginale de l'utérus, » opération proposée et pratiquée par Schückring, de Pyrmouth (*Centralb. für gynaekologie*, de 1888), contre les déviations en arrière et le prolapsus.

Cette méthode peut être résumée ainsi : Après antisepsie vaginale parfaite, on introduit une aiguille spéciale armée d'un fil de soie jusqu'au fond de la cavité utérine. La vessie est refoulée en haut par une sonde introduite dans sa cavité et par un doigt qui presse sur le cul-de-sac antérieur. Les deux bouts du fil sont noués et celui-ci reste en place pendant quinze jours.

On peut, au premier abord, reprocher à ce procédé : 1° de pouvoir blesser la vessie ; 2° de pouvoir perforer même une anse intestinale ; 3° d'être, sauf certains cas, d'une grande difficulté. Mais cette méthode est encore trop récente, et les cas cités trop peu nombreux, pour qu'on puisse porter sur elle un jugement définitif.

G. — Opération d'Alquié-Alexander.

Cette opération préconisée contre la rétroversion et le prolapsus et qui a joui de la faveur d'un grand nombre de gynécologues, a-t-elle en définitive répondu aux résultats prévus ?

Nous ne le croyons pas. Sans nier les succès obtenus, nous sommes loin de penser avec Cassati, de Rome, qu'on doive l'appeler « cure radicale des rétroflexions ».

Disons, tout d'abord, que ces indications sont beaucoup plus restreintes qu'on ne l'avait cru.

De l'avis même de M. Trélat, un de ses meilleurs défenseurs, elle n'est applicable qu'aux rétroversions mobiles ou facilement mobilisables.

Elle échoue dans les autres.

Racovisceanu (1) qui s'est livré à une analyse détaillée des observations en tenant compte du travail de Manrique et de celui de Cassati, de Rome, et qui se montre partisan de cette opération, est obligé de reconnaître que la « moyenne des insuccès thérapeutiques (toutes choses considérées à la fois) de l'opération d'Alexander serait de 34 pour cent, chiffre extrêmement élevé qui ne plaide nullement en sa faveur ».

De plus, si c'est vrai que l'opération est généralement facile, il n'en est pas toujours ainsi, et on cite des cas où la recherche du ligament n'a pas été suivie de succès.

(1) RACOVISCEANU. *Indications et ressources opératoires dans les rétrodéviations chroniques de l'utérus* (th. Doctorat, 1889, p. 87). — DUMORET (thèse Doct., p. 74).

L'opération d'Alexander est quelquefois impossible et dans les cas de friabilité des ligaments, il y a eu rupture. Son résultat définitif est loin d'être toujours certain.

L'opération peut échouer, non pas parce qu'elle est mal exécutée comme veulent le dire ses partisans, mais bien à cause d'une disposition défectueuse des ligaments ronds, qui ne serait pas très rare.

Est-elle, en outre, aussi innocente qu'on veut bien le dire ? Alexander lui-même a eu une péritonite suraiguë chez une de ses opérées. Elle peut encore favoriser ou amener la production de hernie inguinale (Richelot).

L'opinion des gynécologues est d'ailleurs loin de lui être aussi favorable qu'on pourrait le penser tout d'abord.

Martin, de Berlin, dit dans son traité clinique des maladies des femmes (p. 129) : « L'opération d'Alexander n'est pas appelée à avoir une grande vogue alors même que les cas heureux augmenteraient. »

Et plus loin : « Personnellement, je n'ai pas encore trouvé de quoi me décider à faire des tractions sur les ligaments ronds à travers l'anneau vaginal, pour combattre une rétroflexion. »

En France, les avis sont partagés, mais nous croyons pouvoir constater que la vogue des premiers jours a sensiblement diminué.

Nous ne saurions mieux faire que de citer textuellement, à cet égard, les paroles de notre maître, M. Richelot, dans la communication qu'il fit au Congrès de chirurgie et qu'il a bien voulu nous transmettre.

« Est-ce l'idéal que nous poursuivons? dit M. Richelot,

en parlant de l'Alexander. La Société de chirurgie ne lui a pas marqué beaucoup d'enthousiasme ; au dire de tous, elle n'a de valeur que dans les cas très faciles. Le mémoire de Schwartz, écrit pour la recommander, me paraît plutôt fait pour montrer combien les résultats sont précaires. » « Elle est bonne, dit l'auteur, dans les déviations utérines, réductibles ou réduites, mais faciles à maintenir » ; encore faut-il que l'utérus ne soit pas trop augmenté de volume et de poids. Sur dix opérations, bien qu'il ne s'agisse pas de rétroversions adhérentes, il y a trois redressements incomplets ; les malades les mieux guéries sont en bon état et très soulagées, si ce n'est tout à fait débarrassées de leurs ennuis ; deux d'entre elles n'ont retiré aucun profit de l'opération. Dans un cas, les ligaments très grêles et constitués presque uniquement par de la graisse, se rompent sous les tractions.

« Dans quatre cas, l'un des ligaments est grêle et adipeux ; il faut alors inciser largement et remonter très haut dans le canal inguinal, puis suturer l'aponévrose pour éviter la hernie consécutive ; l'auteur a eu une pointe de hernie pour avoir omis la suture. A mon tour, j'ai cité deux faits : dans le premier, les ligaments, formés de rares tractus dissociés par des pelotons adipeux, disparurent sous mes doigts ; dans le second, l'incision restreinte et la suture n'empêchèrent pas la production d'une double hernie.

« Trélat se met au premier rang des défenseurs de l'opération. Mais sur quatorze cas, il en écarte cinq où il y avait des adhérences, deux, trop récents, deux perdus de vue ; restent cinq malades qui sont bien guéries.

« Paul Segond opère une déviation réduciible et trois adhérentes. Pour ces dernières, il se range à l'avis commun. Dans la première tout va bien, sauf la rupture d'un ligament ; trois mois après, la malade ne souffrait plus. On n'en sait pas davantage.

« En résumé, je ne veux pas nier les cas où l'opération d'Alexander réussit. J'admets qu'elle est bénigne et n'offre en général pas de grosses difficultés.

« Mais elle a des ennuis, des surprises, des résultats inconstants et je dirai d'elle, comme des pessaires ; les services qu'elle nous rend ne sont pas tels qu'ils nous dispensent de chercher d'autres moyens. »

Si donc l'avenir, comme nous sommes porté à le croire, confirme les premiers bons résultats déjà obtenus par l'hystéropexie vaginale, nous pensons que cette opération doit lui être préférée.

Les difficultés d'exécution ne sont pas grandes. Elle ne donne lieu à aucune complication immédiate si l'antisepsie est suffisante. Elle n'expose pas aux hernies ; elle présente l'avantage d'amener par le fait du traitement de la métrite et de l'amputation du col, une grande décongestion de l'utérus, condition essentielle pour corriger la position vicieuse et pour amender des troubles fonctionnels qui l'accompagnent si fréquemment.

De plus, l'hystéropexie est peut-être applicable, dans une certaine mesure, non seulement aux rétroversions, mais aux autres espèces de déviations.

Et que l'on ne nous objecte pas, comme l'a fait M. Pozzi à la Société de Chirurgie, que le plancher périnéal est un point d'appui peu résistant et que la paroi vaginale postérieure est trop élastique et trop lâche pour tirer efficacement et longtemps de suite sur le bord antérieur du moignon. Toutes les femmes n'ont pas un vagin relâché et une vulve largement béante. Il ne faut pas confondre des rétroversions simples que nous observons chez des femmes dont le vagin est solide et bien conformé, avec celles qui accompagnent le prolapsus. Dans ce dernier cas, le renversement de l'utérus est accessoire ; c'est une anaplastie vaginale qu'il faut faire pour soutenir l'organe prolabé. Il n'y a aucun rapport entre ces cas-là et ceux que nous étudions.

On a fait cette autre objection, qu'une simple amputation sus-vaginale, sans procédé spécial de suture, produirait les mêmes résultats thérapeutiques en décongestionnant l'utérus et en guérissant la métrite.

Notre obs. IV nous paraît tendre à démontrer le contraire. Dans ce cas, la suture a lâché, la réunion s'est faite secondairement, la paroi vaginale postérieure s'est décrochée du bord antérieur du moignon, et, après cicatrisation parfaite, on constate dès maintenant que l'utérus n'est nullement redressé. De plus, la malade continue à souffrir de tiraillements dans le ventre et de symptômes nerveux. Chez les autres malades, au contraire, l'utérus est droit, la sonde utérine pénètre en droite ligne, et la guérison se maintient.

II. — Laparo-hystéropexie (1).

Pratiquée pour la première fois par Kaltenbach contre

(1) DUMONET. *Laparo-hystéropexie contre le prolapsus utérin* (Th. Doct., 1889).

le prolapsus, cette opération a été conseillée dans les rétrodéviations. Olshausen la recommande dans les cas graves, dans des rétroflexions adhérentes, lorsque les autres moyens ont échoué.

Sanger et Leopold vont encore plus loin et l'étendent aux rétroversions mobiles.

Pour Kelly elle est indiquée: 1° Dans les rétroversions adhérentes douloureuses; 2° Dans les rétroversions simples qu'on ne réussit pas à maintenir réduites ; 3° Dans les rétroversions simples, lorsqu'on ouvrira le ventre dans un autre but.

M. Terrier a donné comme indication, l'élément douleur, lorsqu'il dit à la Société de chirurgie : « Il y a lieu d'y avoir recours (à l'hystéropexie) lorsque la douleur accompagne la déviation ! »

Quant à nous, il nous est impossible d'approuver une pareille conduite que nous osons qualifier de téméraire.

Nous admettons bien que la laparo-hystéropexie donne de bons résultats dans le prolapsus ; nous admettons qu'on puisse ouvrir le ventre dans cette catégorie de rétrodéviations secondaires, consécutives à d'autres affections, à celles des annexes par exemple, et qu'en même temps qu'on traite ces dernières, on fixe si on le croit nécessaire l'utérus déplacé. Mais aller suturer cet organe lorsqu'il est en rétroversion simple pour profiter de l'occasion d'une laparotomie, comme le veut Kelly; faire une hystéropexie parce qu'il y a simplement des adhérences, ou bien lorsqu'il n'y a qu'une déviation mobile et douloureuse, cela nous semble dépasser étrangement la mesure des indications.

On n'a pas le droit, croyons-nous, d'exposer la malade aux dangers d'une opération grave, car elle l'est toujours malgré l'antisepsie, et cela pour une affection qui pourrait être guérie par une intervention beaucoup plus simple.

Et encore faut-il savoir si cette nouvelle position anormale donnée à la matrice est préférable à la première. L'hystéropexie abdominale est trop récente pour que nous sachions à quoi nous en tenir sur ses résultats dans les cas des déviations.

« Je ne crois pas, dit M. Richelot (1), que l'incision abdominale pour redresser l'utérus et le fixer à la paroi ait des droits à faire valoir dans les cas dont il s'agit.

« Si dans certaines déviations adhérentes elle peut être justifiée pour détruire les lésions graves, le redressement d'un utérus mobile est à notre sens un prétexte insuffisant.

« D'autant plus que nous ne sommes pas édifiés sur les résultats définitifs de l'hystéropexie.

« L. Championnière cite le cas d'une malade chez laquelle, l'utérus étant fixé, les douleurs ont réapparu. »

Nous croyons donc avoir le droit d'affirmer que dans les déviations mobiles ou mobilisables, entre la ventrofixation, opération grave et encore incertaine, et l'hystéropexie vaginale, opération en tout cas simple et bénigne, on ne doit pas hésiter.

Tous les moyens de traitement que nous avons passés

(1) RICHELOT. *Comm. au Congrès de Chirurgie*, 1889.

en revue, s'ils ne doivent pas être proscrits d'une façon absolue, sont susceptibles de sérieux reproches.

Le traitement médical est donc impuissant ; la dilatation, le massage et le curage sont insuffisants ; les pessaires sont parfois inefficaces, souvent dangereux, toujours gênants et jamais curatifs. L'opération d'Alexander peut manquer son but. L'hystéropexie abdominale est hasardée et incertaine.

L'hystéropexie vaginale nous semble donc jusqu'à nouvel ordre, devoir leur être préférée dans les conditions que nous avons indiquées.

CONCLUSIONS

L'hystéropexie vaginale est une opération nouvelle qui consiste dans une amputation sus-vaginale, suivie d'une suture anaplastique. Elle est d'une exécution assez facile, sans imprévu, ni complications, et donne d'excellents résultats dans les déviations utérines en général.

Elle est surtout indiquée : 1° dans les rétrodéviations, rétroversions seules ou avec rétroflexion ; 2° elle peut l'être dans les déviations en avant et dans certaines latéroversions, mais ces derniers points sont encore à élucider.

On peut la pratiquer : 1° lorsque ces déviations sont mobiles, et simples ; 2° lorsqu'elles se compliquent de lésions utérines à condition d'instituer un traitement préalable ; 3° lorsqu'elles présentent des adhérences mobilisables.

Le traitement préalable des complications utérines peut être fait, soit avant l'opération (traitement par la teinture d'iode, les tampons de glycérine et injections d'eau chaude), soit dans la même séance (curage).

Lorsqu'elle est bien exécutée suivant les règles antiseptiques elle ne donne lieu à aucune complication immédiate ; l'atrésie n'est pas à craindre ; la grossesse et l'accouchement sont possibles.

Elle nous semble contre-indiquée : 1° lorsque la déviation est peu accusée et les signes fonctionnels insignifiants ; 2° chez les nullipares, et unipares jeunes, lorsque les troubles sont peu accusés ; 3° lorsqu'il y a lésions graves des annexes, ou prolapsus bien prononcé.

Elle est préférable au traitement orthopédique, à l'opération d'Alexander et à la laparo-hystéropexie. Celle-ci a ses plus beaux succès dans les cas de prolapsus.

OBSERVATIONS

Obs. I (PERSONNELLE). — *Rétroversion mobile avec rétroflexion.
— Endométrite. — Double déchirure du col. — Opération.
— Guérison.*

La nommée G., femme Poncinet, âgée de 49 ans, femme de
ménage, entrée le 1er juillet 1889, salle Richard-Wallace, n° 17,
service du Dr Richelot, à l'hôpital Tenon.

Antécédents héréditaires. — Père mort accidentellement à
42 ans. Mère morte à 74 ans, asthmatique. Une sœur se porte
bien.

Antécédents personnels. — La malade est originaire de
Reims, elle travaillait aux champs, avait une bonne santé dans
son enfance. Elle est à Paris depuis deux ans.

Réglée à 17 ans, régulièrement depuis ; quelques douleurs au
moment des époques, mais pas de pertes blanches. A eu 8 enfants de 20 à 38 ans. Les 6 premiers accouchements furent
bons ; les 2 derniers nécessitèrent le forceps. Pour l'avant-der-
nier la malade est restée trois semaines au lit ; pour le dernier
trois mois. Elle eut de la fièvre, les jambes étaient enflées ; au
bout de 3 mois seulement de maladie, les règles sont revenues
et ont continué à paraître comme auparavant. Le dernier accouchement remonte à l'âge de 38 ans ; 5 enfants vivants, 3
morts.

La 2e morte à 1 an, de convulsions ; la 6e est morte à 13 ans
d'une angine couenneuse ; la 7e morte à 7 ans de méningite.

Depuis le dernier accouchement, petites douleurs dans le
ventre du côté gauche. Les règles sont cependant sensiblement
régulières au point de vue de l'époque d'apparition et de la quantité de sang. Pertes blanches assez abondantes, précédant les
règles et dans leur intervalle.

Il y a 5 ans elle est soignée à Reims pour un ulcère de la matrice (cautérisation au nitrate d'argent et injection d'alun).

Depuis 4 mois, la malade n'est plus réglée; les douleurs ont augmenté. Leucorrhée assez abondante; pas de fétidité. Pas de constipation, selles tous les jours, mictions faciles quoique cuisantes. Pas d'autre maladie depuis 4 ans.

Au commencement de juillet 1889, la malade a eu une perte de sang qui a duré 10 jours et qui a été soignée à Saint-Louis. Notre ami Lafourcade, interne du service, a cru un moment à l'existence d'un fibrome et a soumis la malade à l'électricité pendant plusieurs jours.

État à son entrée à l'hôpital Tenon, le 24 juillet 1889. Bon état général. *Palper abdominal :* Pas de douleur. *Inspection :* Rien. *Toucher :* Col assez gros, de consistance normale; orifice légèrement entr'ouvert; culs-de-sac antérieur et latéraux complètement libres.

Le palper et le toucher combinés, la vessie étant vide, permettent de constater l'absence du corps de la matrice en avant. Le cul-de-sac postérieur est rempli par une masse régulière arrondie, de consistance ferme, se continuant avec le col, et dont les mouvements se communiquent à ce dernier. Le doigt enfoncé profondément dans le cul-de-sac postérieur relève facilement la masse arrondie.

Ces manœuvres ne provoquent que peu de sensibilité. Léger degré d'abaissement de l'utérus.

Au spéculum : Le col doit être cherché près du pubis pour être saisi entre les deux valves. Il est gros, l'orifice est fendu transversalement.

Léger degré d'ectropion au niveau des deux lèvres.

Hystéromètre : Orifice interne largement perméable. Cavité 6 cent 1/2. Le manche de l'instrument doit être relevé, la concavité du bec tournée en arrière. Pas de sensibilité.

Le *toucher rectal* permet d'arriver sur le corps de l'utérus situé dans le cul-de-sac de Douglas.

L'hypothèse de fibrome est rejetée parce que la masse sentie dans le Douglas est régulière, arrondie, se continue nettement avec le col, et que l'hystéromètre démontre nettement la rétroflexion. On diagnostique par conséquent : *Rétroversion mobile, avec rétroflexion. Endométrite. Double déchirure du col.*

Le 31 juillet, après avoir contrôlé le premier examen et s'être assuré que la malade n'avait pas de fièvre, on fait l'asepsie de la vulve et du vagin. (Lavage au savon et à la brosse, large irrigation de solution de sublimé au 1/1000.)

On cathétérise de nouveau, le spéculum étant placé, pour vérifier la direction de l'orifice, puis on introduit deux laminaires de petites dimensions conservées dans l'éther iodoformé, préalablement enduites de vaseline iodoformée. Deux tampons d'ouate hydrophile imprégnée d'iodoforme sont placés dans le vagin.

Le 1er août, avec les mêmes précautions, on introduit deux autres laminaires plus grosses. Les deux laminaires ont été bien supportées. Purgatif salin, lavement le soir, veille de l'opération.

2 août. *Opération.* Injection sous-cutanée d'un centig. de chlorhydrate de morphine et d'un millig. de sulfate d'atropine un quart d'heure avant l'opération. Chloroformisation. Lavage au savon et à l'eau tiède des parties génitales externes; on rase les poils. Extraction des tampons et de la laminaire, et lavage du vagin au sublimé tiède. Cathétérisme de la vessie.

La malade est placée dans la position de la taille, les cuisses pliées et fortement relevées en arrière sont soutenues par deux montants fixés à l'extrémité de la table d'opération par deux sergents en fer, et terminés par deux croissants ou fourches dans lesquels la jambe est placée et soutenue par une courroie élastique. Ces montants sont disposés de telle sorte qu'on peut les abaisser et remonter, les tourner en avant ou en arrière suivant les besoins. Des compresses de toile préalablement bouillies dans une solution phéniquée à 5 0/0 sont placées sur le pubis, les cuisses, dans le champ opératoire.

Le col est attiré à la vulve avec une pince à traction fixée sur la lèvre antérieure. Deux valves écartent latéralement les parois latérales du vagin. Vérification de la dilatation par le dilatateur de Sims. Nettoyage aussi complet par possible de la cavité utérine au moyen d'un tampon d'ouate porté sur une pince et imbibé de glycérine créosotée au 10°.

Grattage de la cavité avec la curette tranchinte à jour et la curette ordinaire. Ce curettage est fait comme M. Richelot a l'habitude de le faire, aussi énergique, et aussi complet que possible, et en procédant d'une façon méthodique de manière à détruire la muqueuse malade dans toute son étendue et dans toute son épaisseur ; on ne s'arrête que lorsqu'on a la sensation de racler une surface assez résistante et lorsqu'on ne ramène plus de débris de fongosités ou de muqueuse.

On fait une nouvelle application de glycérine créosotée, on éponge le liquide accumulé dans les culs-de-sac du vagin et l'on procède à l'amputation sus-vaginale du col.

Ce dernier est saisi avec une pince érigne, et tiré en bas et arrière ; on fait une incision peu profonde à la partie antérieure au niveau de l'insertion de la muqueuse vaginale. On décolle avec le doigt, dans une étendue de 2 à 3 cent. environ ; on fait ensuite deux incisions latérales, puis l'incision postérieure. A ce moment il se produit une hémorrhagie assez abondante qui est arrêtée par trois pinces hémostatiques. Section de l'épaisseur du col en commençant en avant et sur le côté latéral gauche. Légère hémorrhagie ; application de trois autres pinces. L'hémorrhagie est en somme peu gênante.

Le moignon est ensuite attiré en bas, ou plutôt soutenu par une pince à traction placée sur la lèvre antérieure. Ligature des artères au catgut : on procède ensuite à la suture au catgut de la partie postérieure.

Un premier point est placé en traversant la muqueuse vaginale de bas en haut, et la partie supérieure de la lèvre postérieure du moignon, l'extrémité supérieure du fil portant par l'orifice utérin. Deux autres fils sont placés d'une façon analogue de chaque côté du premier. On les noue. La muqueuse vaginale se trouve élevée par son milieu jusqu'à se mettre en contact avec la muqueuse de l'orifice. Deux autres fils latéraux sont ensuite placés. Ils traversent la muqueuse vaginale postérieure sur ses côtés, et ils pénètrent dans l'épaisseur de la partie moyenne de la lèvre antérieure du moignon, sur la ligne médiane, pour aller sortir près du bord supérieur de cette même lèvre. Les fils serrés ramènent la muqueuse vaginale en haut au niveau de la partie antérieure du moignon, de sorte qu'il ne reste plus à découvert qu'un petit espace situé sur la partie médiane de cette lèvre. Deux fils supplémentaires sont placés pour consolider cette suture.

Deux fils transversaux sont placés au niveau de la lèvre antérieure. Ils pénètrent dans l'épaisseur de cette lèvre et ramènent au contact les bords de la muqueuse vaginale, pour couvrir le petit espace resté libre au-devant de l'orifice.

Quatre autres fils sont placés pour réunir le bord de la lèvre antérieure du moignon et la muqueuse vaginale postérieure.

En somme, après ces sutures le moignon reste recouvert en arrière, sur les côtés de l'orifice et dans presque la totalité de sa partie antérieure, par la muqueuse vaginale postérieure, glissée sur lui.

La muqueuse vaginale antérieure est suturée au bord antérieur du moignon et recouvre aussi un petit espace resté à découvert sur la ligne médiane en avant.

Comme il y a encore un léger suintement de sang, on place deux autres points de suture supplémentaires. La pince à traction a été enlevée au moment de la suture de la muqueuse vaginale antérieure, l'utérus est soutenu par les catguts de deux ou trois sutures.

On pratique le cathétérisme de l'utérus, et on trouve que l'organe n'est plus en rétroversion, mais dans une position verticale. La rétroflexion a complètement disparu.

Un crayon iodoformé est placé dans la cavité utérine, lavage du vagin au sublimé; on remplit la cavité vaginale de petits tampons iodoformés ; la vulve est saupoudrée d'iodoforme et fermée par de l'ouate hydrophile appliquée par un bandage en T.

Le 3. Nuit calme. Pouls normal. Température 37°,4. Quelques vomissements dus au chloroforme.

Le 4. Les vomissements ont cessé. L'état général est bon. Pouls et température normaux. Pas de douleurs dans le ventre, ni spontanément, ni à la pression.

Les 5, 6, 7 et 8. Même état.

Le 10. On enlève les tampons et on fait une injection de sublimé ; on place un petit tampon à la vulve. Ces injections sont pratiquées tous les jours.

Le 15. La malade est examinée. Par le toucher rectal on constate que le corps de l'utérus ne comprime plus la paroi rectale.

Au spéculum, on constate que la cicatrisation est complète sur tous les points. On aperçoit encore quelques points de catgut à demi résorbés. Pas une goutte de pus. Cathétérisme très facile. L'instrument est introduit le manche étant légèrement porté en arrière.

Le 16. La malade se lève. Elle est encore un peu faible, mais se trouve très bien et no ressent plus les troubles fonctionnels dont elle se plaignait avant l'opération.

Le 18. Elle sort de l'hôpital.

En novembre 1889, M. Richelot a revu cette malade ; la santé était parfaite. Ni métrorrhagie, ni leucorrhée, ni douleurs.

L'utérus est trouvé dans sa position normale. Le cathétérisme est très facile.

Obs. II (PERSONNELLE). — *Rétroversion mobile avec rétro-flexion. — Endométrite. — Déchirure du col. — Opération.— Guérison.*

La nommée T..., âgée de 33 ans, mariée. Entrée à l'hôpital Tenon, service de M. le D' Richelot, salle Richard-Wallace, n° 17, le 1er octobre 1889.

Antécédents héréditaires. — Parents âgés, bien portants. Cinq frères et sœurs vivants, bien portants, six morts de convulsions en bas âge ; un mort d'une maladie de cœur.

Antécédents personnels. — Bonne santé dans son enfance, un peu de nervosisme. Réglée à 16 ans, la malade ne l'a jamais été d'une façon régulière jusqu'à 27 ans. Les règles venaient chaque 30, ou chaque 38 jours ; elles durent tantôt 3, tantôt 6 jours, et sont légèrement douloureuses. Leucorrhée peu abondante dans l'intervalle.

Mariée à 27 ans, la malade devient enceinte et accouche normalement. Deux ans après, nouvelle grossesse ; accouchement à 7 mois et demi. Pas de fausses couches depuis.

Début. — Depuis environ 4 mois, la malade éprouve des douleurs peu accusées pendant ses règles. La leucorrhée est augmentée. Il y a un mois, les douleurs utérines sont devenues plus vives ; elles siègent à l'hypogastre et s'irradient vers les lombes. Ces douleurs plus accusées au moment des règles sont néanmoins ressenties dans l'intervalle, au point de gêner la marche et empêcher le travail. Gêne continuelle et sensation de poids au périnée. Les règles surviennent tous les mois, elles durent environ 5 jours ; elles sont plus abondantes qu'autrefois.

État actuel. — 1er octobre 1889. Malade grande, maigre, brune ; parois abdominales assez flasques. État général bon, nervosisme assez marqué. Douleurs spontanées à la région hypogastrique et aux lombes, obligeant au repos. La marche est pénible, de même que la station assise. La station debout est plus supportable. Sensation de poids au périnée. Leucorrhée abondante. Constipation opiniâtre pendant 3 et 4 jours, puis légère débâcle et diarrhée. Tractus muco-membraneux dans les selles, qui préoccupent singulièrement la malade.

Examen. — Palpation abdominale très peu sensible, rien d'appréciable aux annexes. Au toucher col assez gros, légèrement entr'ouvert, de consistance normale, facilement accessible, regardant un peu en avant. Cul-de-sac antérieur souple libre, culs-de-sac latéraux de même. Dans le cul-de-sac postérieur, on sent une masse assez volumineuse, de consistance assez ferme, régulière, séparée du col par un sillon transversal. Cette masse semble bien être le corps de l'utérus, car elle se continue avec le col et tient avec ce dernier ; elle se déplace assez facilement ; ce déplacement provoque une sensation de douleur.

Le *toucher rectal* permet de constater que la masse située dans le cul-de-sac de Douglas comprime la paroi rectale antérieure et qu'elle est mobile.

Le toucher combiné au palper, ne permet que difficilement d'apprécier le volume de l'utérus, dont le corps est à peine senti par la main qui déprime la paroi abdominale. Cette manœuvre provoque une légère douleur. Les annexes semblent indemnes. Pas de cellulite appréciable.

Au spéculum, le col est assez gros. Léger ectropion de la muqueuse à la lèvre postérieure. Déchirure latérale gauche, catarrhe glaireux. Cathétérisme facile, cavité 7 cent. et demi. Cette exploration confirme le toucher. Le corps utérin est en arrière ; il y a en même temps déviation de l'axe de la matrice.

On *diagnostique* une rétroversion avec rétroflexion mobile, endométrite légère ; pas de lésion aux annexes, ni au paramètre.

Le 9 octobre, après s'être assuré qu'il y a apyrexie complète, on fait un lavage au savon et à l'eau tiède, des parties génitales externes et du vagin. Injection d'un litre de sublimé faite en même temps qu'on introduit l'indicateur pour frotter l'intérieur du vagin. Application du spéculum. Introduction d'une tige de laminaire préparée dans l'éther iodoformé. Pansement avec deux tampons iodoformés.

Le 10. Avec les mêmes précautions antiseptiques on remplace la laminaire.

Le 11. 3ᵉ laminaire.

Le 12. *Opération.* — Injection sous-cutanée d'une solution contenant un centigramme de morphine et un milligramme d'atropine un quart d'heure avant l'opération. Chloroformisation. Lavage au savon et à l'eau tiède, des parties génitales externes. On enlève les tampons et la tige de laminaire. Injection de sublimé à 30°; cathétérisme de la vessie.

On prend le col avec une pince et on l'attire à la vulve ; deux valves écartent le vagin latéralement. Incision de la muqueuse à la partie antérieure. Le dilatateur de Sims est introduit pour vérifier la dilatation produite par la laminaire. On procède ensuite au curettage suivant le procédé habituel.

Nettoyage de la cavité utérine avec un tampon d'ouate hydrophile porté par une pince, et imbibé de glycérine créosotée (1/3). Curettage avec la curette fenêtrée. Vérification avec la curette de Récamier. Second nettoyage de la cavité avec de la glycérine créosotée.

Le col est pris avec une pince de Museux. Incision antérieure au niveau de la muqueuse vaginale antérieure à son point d'insertion sur le col. Décollement du tissu cellulaire prévésical avec le doigt. Hémorrhagie très abondante nécessitant l'emploi de 4 pinces hémostatiques. Incision au niveau du cul-de-sac postérieur. Décollement. Légère hémorrhagie.

On réunit ces incisions sur les parties latérales, et on décolle jusqu'au point de flexion du col sur le corps. Nouvelle hémorrhagie apportant une certaine gêne aux manœuvres opératoires.

Section légèrement conoïde du col ainsi décollé au point de flexion. Ligature des artères pincées. Le moignon est saisi par une pince à traction placée sur la lèvre antérieure.

Les ligatures faites, il y a encore un léger suintement en nappe, qu'on compte arrêter avec les sutures. Suture de la lèvre postérieure à la partie médiane de la paroi postérieure du vagin. Premier point médian, sortant au niveau de l'orifice. Deux points identiques à côté de celui-ci.

Pour remonter les parties latérales du côté droit, on traverse la muqueuse vaginale postérieure à ce niveau, puis on pénètre vers le milieu de la lèvre antérieure du moignon près de la ligne médiane, pour sortir à la partie supérieure de cette lèvre, près de son bord. Un point identique est placé du côté gauche. Un troisième supplémentaire est placé pour consolider ce dernier.

De. 7

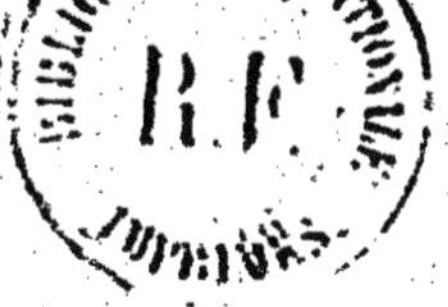

A ce moment la pince à traction est enlevée, et placée à la partie postérieure. Deux points sont placés au niveau de la partie moyenne de la lèvre antérieure du moignon sur la ligne médiane, pour réunir à ce moignon et affronter entre eux les bords de la muqueuse vaginale (parties latérales) remontés par les deux sutures précédentes.

Deux autres points réunissent les bords de cette muqueuse restée libre au bord antérieur du moignon sur les parties latérales. Le moignon est recouvert. Il reste la paroi vaginale antérieure, et un tout petit espace au niveau du bord antérieur du moignon sur la ligne médiane, qui a été mal recouvert.

La muqueuse vaginale antérieure vient combler cet espace, et est suturée au bord antérieur du moignon, et au bord de la paroi vaginale postérieure qui la recouvre à l'aide de 5 points de catgut. Le suintement de sang est arrêté. Lavage. Crayon d'iodoforme dans la cavité.

Pansement à l'aide de tampons iodoformés de petites dimensions, remplissant la cavité vaginale. Avant de terminer on s'est assuré par le cathétérisme, du redressement de l'utérus.

Durée de l'opération, 3/4 d'heure.

Suites. — 13 octobre. Vomissements très abondants jusqu'au soir, attribués au chloroforme. Pouls et température normaux. Pas de douleurs de ventre, ni rétention d'urine.

Le 14. Les vomissements ont cessé, l'état général est excellent.

Le 22. Apparition des règles précédée d'une légère élévation de la température. Les règles durent 4 jours.

Le 24. Les tampons sont remplacés ; injections vaginales au sublimé. A partir de ce moment, la malade qui avait besoin de lavements, va régulièrement à la selle.

Le 21 novembre, la malade est examinée au spéculum. Cicatrisation complète sur tous les points, sauf sur une légère surface, du volume d'une grosse lentille au-devant de l'orifice. L'utérus est en très légère antéversion. L'orifice est largement perméable.

Le 10. La malade va au Vésinet. L'utérus est redressé. Les troubles fonctionnels ont disparu. Selles et mictions régulières. Station debout et assise bien supportée. Marche non douloureuse, mais vacillante à cause du séjour au lit.

Revue en décembre 1889 ; même état.

OBS. III (PERSONNELLE). — *Rétroversion mobile avec rétroflexion peu accusée. — Endométrite légère. — Double déchirure du col. — Double ectropion. — Hernie inguinale droite. — Opération. — Guérison.*

La nommée B., âgée de 35 ans, journalière, entre salle Richard-Wallace, n° 17, service de M. le Dr Richelot, le 19 octobre 1889.

Antécédents héréditaires. — Père âgé de 60 ans, bien portant. Mère morte à 51 ans asthmatique. Six sœurs et un frère bien portants. Un frère mort à 24 ans d'accident, et deux morts à 2 ans de convulsions? Sept sœurs et deux frères bien portants.

Antécédents personnels. — Fièvre typhoïde à 10 ans ; réglée à 17 ans ; régulièrement depuis. Les règles apparaissent toutes les trois semaines, durent 3 et 4 jours, et ne s'accompagnent pas de douleurs ni de leucorrhée. Migraines depuis son enfance, survenant surtout au moment des règles. Mariée à 24 ans. Trois grossesses. Les deux premières ont été normales, accouchement à terme ; enfants vivants bien portants ; 8 jours de repos au lit. La troisième grossesse est gémellaire, et s'est terminée de la façon la plus simple, mais le séjour au lit n'a été que de 10 jours.

Depuis 1881, époque du dernier accouchement, les règles ont la même régularité ; mais il y a de légères pertes blanches, dans leur intervalle. Les mictions sont plus fréquentes.

Au mois de mars 1889, à la suite d'un violent effort, apparition d'une petite tumeur inguinale, réductible, grosse comme une noix.

Depuis le mois d'avril, légères douleurs au moment des règles. Douleurs plus accentuées au bas-ventre et dans le périnée pendant la marche, et la rendant parfois impossible. Pas de constipation. La miction qui était fréquente, devient douloureuse, particulièrement à la fin.

A partir du 1er octobre les douleurs vésicales augmentent. La malade éprouve en outre, en dehors des mictions, des douleurs intenses dans la région hypogastrique, s'irradiant vers les cuisses et les lombes. Ces douleurs sont plus accusées pendant la marche au point de la rendre parfois impossible. Sensation de faiblesse dans le périnée, et dans le dos.

État à son entrée, 19 octobre. — La malade est brune, pâle, de taille moyenne; chairs flasques. Elle est très impressionnable; son nervosisme a augmenté depuis trois mois. Elle se plaint de douleurs dans le bas-ventre, pendant la marche, et de douleurs au moment des mictions. Dernières règles peu abondantes, douloureuses. Leucorrhée légère.

Examen. — Parois abdominales flasques. Vergetures multiples. Palpation facile, indolore; rien d'appréciable, ni du côté de l'utérus, ni du côté des annexes. Tumeur grosse comme un petit œuf située au niveau de l'arcade de Poupart, légèrement en dehors de l'épine du pubis. Cette tumeur est molle, fluctuante, réductible; elle se reproduit par la toux et les efforts.

Toucher vaginal. — Le col est facilement accessible; il est dirigé en bas, et légèrement en arrière. Sa consistance est assez ferme; l'orifice externe est entr'ouvert; double déchirure latérale. Culs-de-sac latéraux souples, cul-de-sac antérieur libre. Dans le cul-de-sac postérieur on trouve un corps arrondi, régulier, de consistance ferme, se continuant directement avec le col.

Lorsqu'on introduit deux doigts, l'index sur le col, le médius sur le corps arrondi, on constate que les mouvements imprimés à ces derniers se transmettent au col.

Par l'exploration bimanuelle, on se rend compte que le corps de l'utérus ne se trouve pas en avant, mais profondément situé dans le cul-de-sac postérieur. On peut d'ailleurs le déplacer et presque le réduire.

Au toucher rectal, on sent une masse régulière, arrondie et comprise dans la paroi rectale, et pouvant se déplacer.

Au spéculum. Col gros. Double déchirure latérale. Double ectropion de la muqueuse cervicale.

Cathétérisme facile. Il faut relever le manche de l'instrument en haut, et diriger en bas et en arrière le bec de l'instrument, cavité 7 centim. 1/2.

En présence de ces symptômes on *diagnostique* : rétroversion avec rétroflexion peu marquée, déchirure et ectropion. Hernie inguinale droite.

On décide l'hystéropexie vaginale, et la cure radicale de la hernie.

Le 20 octobre, on fait deux fois par jour, pendant une heure, une injection d'eau à 50°. Cette injection est faite à l'aide d'un spéculum de Fergusson, dont l'orifice externe est formé par un bouchon en caoutchouc percé de deux orifices, par lesquels passent deux tubes en caoutchouc. Le tube supérieur est en communication avec un réservoir contenant l'eau chaude, et placé à la hauteur de 1^m,50 au-dessus du lit. Le tube inférieur destiné à faire sortir l'eau ayant passé par le vagin, plonge dans un seau placé par terre.

Les 21, 22 et 23, mêmes injections.

Le 22. Après les précautions antiseptiques d'usage nous plaçons une première laminaire.

Le 23. La laminaire est remplacée par une seconde plus volumineuse. Ces laminaires sont bien supportées, elles ne provoquent qu'un peu de douleur. Pas d'élévation de température.

Le 24. *Opération.* Purgatif la veille au matin. Lavement la veille au soir. Injection chaude à 50° à l'aide du même appareil, pendant une heure avant l'opération. Injections sous-cutanées d'un milligramme d'atropine et de deux centigrammes de morphine, 20 minutes avant. Chloroformisation. La malade est placée sur la table à opération dans la position classique; les cuisses fixées par les montants en fer. Extraction des tampons et de la laminaire. Lavage soigné au savon et à l'eau tiède, de la vulve, du vagin, du pubis et de la région inguinale droite; tous les poils sont rasés. Lavage au sublimé. Large injection vaginale de solution sublimée à 35°. Compresses antiseptiques sous les cuisses, le pubis et sous les fesses. Cathétérisme aseptique de la vessie. Le col est saisi par une pince à traction sur la lèvre antérieure. Deux valves confiées à des aides écartent latéralement. Vérification de la dilatation. Nettoyage de la cavité avec un tampon imbibé de glycérine créosotée. Curage complet de la cavité. Deuxième nettoyage à la glycérine créosotée.

Le col est saisi dans toute son épaisseur par une pince de Museux. On fait une incision de 2 cent. sur le cul-de-sac latéral droit. On décolle avec le doigt, on enfonce profondément l'aiguille de Reverdin, courbe, pour passer un fort catgut qui est noué, en comprenant une épaisseur de 1 cent. et demi de tissu cellulaire. On lie ainsi l'utérine droite. Même ligature à gauche.

Incision antérieure. Décollement avec le doigt jusqu'au point de flexion. Hémorrhagie nécessitant l'emploi de trois pinces.

Incision postérieure. Décollement. Amputation légèrement conoïde du col ainsi détaché, au niveau de la flexion. Hémorrhagie assez abondante malgré la ligature des artères utérines.

Le moignon est saisi sur sa lèvre antérieure par une pince à traction, et l'on procède à la suture de la lèvre postérieure. Point médian postérieur, et deux points latéraux correspondants. Point droit traversant la partie latérale de la paroi vaginale postérieure, le milieu de la lèvre antérieure du moignon près de la ligne médiane, et sortant à la partie supérieure de cette lèvre. Point identique à gauche.

Les deux points serrés, le moignon est presque recouvert. Deux autres points latéraux. Points au niveau du bord antérieur du moignon pour suturer la paroi vaginale antérieure.

On place 2 points supplémentaires pour consolider les points précédents et arrêter un léger suintement de sang. Lavage.

Crayon iodoformé dans la cavité. Tampon iodoformé dans le vagin. L'opération a duré 3/4 d'heure.

M. Richelot avec la bienveillance dont il a toujours fait preuve envers nous, nous confie ensuite l'opération de la cure radicale de la hernie.

Incision de la peau, de 8 cent. dans la direction du trajet inguinal. Incision du tissu cellulaire. Recherche du sac, ouverture de celui-ci, pour nous assurer de l'absence de l'intestin, et des dimensions de l'orifice. Dissection du sac le plus haut possible dans le trajet. Ligature par un nœud de Tait renforcé par un double nœud. Section du sac, au-dessous de la ligature.

Un point de suture est placé dans le trajet, resté d'ailleurs vide, car la partie supérieure du sac est remontée dans le ventre grâce à son élasticité. Suture de la plaie au crin de Florence; un drain mince est placé à la partie inférieure.

Suites. — Le soir et le lendemain, température et pouls normaux; grande lassitude.

Le 25. Soir, température, 38°. Pouls 70.

Le 26. Température 38°, 38°,5 au soir. Pouls 90. Pas de douleurs dans le ventre, pas de vomissements, faciès bon.

Le 27. Même élévation de température, mais l'état général continue à être bon.

Le 28, au soir, apparition des règles. La température du soir est de 38°.

Le 29. Température du matin 37°,6, du soir 38°. On change les tampons, et on fait une injection de sublimé.

Le 30. La température et le pouls sont normaux, les règles ont cessé.

2 novembre. Pansement de la hernie. Cicatrisation parfaite, un peu de sérosité au niveau du tube, qui est supprimé.

Le 6. On enlève les fils de la plaie inguinale qui est complètement fermée, et on examine la malade au spéculum. Réunion parfaite sur toute la lèvre postérieure, et sur les parties latérales de la lèvre antérieure. Réunion secondaire, ou mieux, défaut de réunion sur la partie antérieure de l'orifice, au niveau de la lèvre antérieure formant un espace triangulaire, à base supérieure, et à son sommet au niveau de l'orifice. L'utérus est vertical, cathétérisme facile.

Le 13. Réunion secondaire au niveau de l'espace précédemment signalé. En somme la muqueuse postérieure du vagin n'a recouvert que les 4/5 de la surface du moignon. Les parties latérales de cette muqueuse ne sont pas remontées tout à fait jusqu'au bord antérieur du moignon. Cathétérisme facile.

Le *toucher rectal* permet de constater l'absence de compression de la paroi rectale. Les troubles fonctionnels sont amendés. Plus de fréquence de miction, plus de douleur. Chose remarquable, le nervosisme exagéré de la malade a complètement disparu. Elle sort de l'hôpital.

Cette malade a été revue à la consultation au mois de décembre dernier. La guérison se maintient.

Obs. IV (Communiquée obligeamment par M. RICHELOT). — *Antéversion avec antéflexion. — Métrite hémorrhagique; opération. — Guérison des troubles fonctionnels. — Pas de modification dans la version de l'utérus* (Résumé).

M. C...., d'Auvergne, 36 ans, a de bons antécédents héréditaires. Bonne santé dans son enfance. Règles régulières. A eu trois accouchements, le dernier il y a cinq ans. Tous ont eu des suites normales.

Malade depuis trois ans. Elle est restée quatre mois sans être réglée ; puis elle eut une forte métrorrhagie qui dura trois semaines, et qui aurait été considérée comme une fausse couche (?) par son médecin. Depuis lors, les métrorrhagies abondantes se reproduisent tous les quinze jours. Elles sont précédées de douleurs dans le bas-ventre, s'irradiant dans les lombes. Pertes blanches dans l'intervalle. Constipation légère.

M. Richelot a été consulté il y a deux ans ; il a conseillé le curage, mais la malade ne put faire qu'un traitement médical, ce qui n'amena aucune modification.

Examen le 16 octobre 1889. Femme grasse, molle. Bon état général. Bon appétit

Col assez gros, glaireux. Utérus mobile; corps gros en antéversion et antéflexion prononcée. Cathétérisme, 12 centim.

Diagnostic. — Métrite hémorrhagique, antéversion et antéflexion. Indication : dilatation, curage, hystéropexie vaginale. Opération le 19 octobre.

L'opération est faite, avec l'aide de Gauthier et Debayle, suivant les règles habituelles, mais en accrochant par les sutures le bord de la muqueuse vaginale antérieur au bord postérieur du moignon.

Le curage ramène des fongosités en quantité considérable.

Suites, des plus simples. Première injection le 23 octobre. Vomissements le lendemain et le surlendemain, peut-être à cause de l'iodoforme ; ces vomissements durent quatre jours.

La malade se lève le 1er novembre, et l'examen pratiqué le lendemain permet de constater : une réunion parfaite de la plaie, et la perméabilité de l'orifice, mais le corps de l'utérus est encore aussi penché en avant qu'avant l'opération. La malade se trouve soulagée des douleurs.

Obs. V (Communiquée obligeamment par M. RICHELOT). — *Rétroversion avec rétroflexion mobiles. — Endométrite. — Curage. — Hystéropexie vaginale. — Défaut de réunion. — Pas de modification dans la situation de l'utérus (Résumé).*

Mme L..., 28 ans. Bons antécédents héréditaires et personnels. Réglée régulièrement.

Accouchement il y a trois ans. Depuis lors, la malade ne se *sent pas bien portante*, mais elle ne souffre en réalité que depuis un an.

Douleurs au bas-ventre, irradiées aux lombes. Difficulté et gêne dans la marche. Pertes blanches.

Consulte une première fois M. Richelot qui conseille le

curage, mais la malade se fait faire des *cautérisations* par un médecin.

En octobre 1889, on trouve à l'examen : Col ordinaire, un peu long. Utérus en rétroversion et rétroflexion, mobile. Pas de douleur provoquée. Rien aux annexes. Cavité utérine, 10 centim.

Indication : Curage et hystéropexie. Opération le 20 octobre ; aides : les Drs Petit et Debayle.

L'opération est faite suivant les règles, mais pas de ligatures des utérines. Hémorrhagie abondante, difficile à arrêter.

Le lendemain, léger suintement qui oblige à changer les tampons deux jours après.

Le 2 novembre, l'examen démontre un défaut de réunion de la muqueuse vaginale au moignon.

Une semaine après, même résultat.

La malade a été vue dernièrement (janvier 1890). Réunion secondaire. Persistance des troubles fonctionnels. Même état local.

Obs. VI (Due à l'obligeance de mon collègue et ami J. A. GAUTHIER). — *Rétroversion utérine mobile.* — *Opération.* — *Guérison.*

La nommée Antoinette P...., 28 ans, entre à l'hôpital Tenon le 18 novembre 1889, service de M. Richelot.

Antécédents héréditaires. — Père mort tuberculeux à 45 ans, mère 59 ans, se porte bien, 2 filles, 3 garçons ; 7 enfants sont morts.

Antécédents personnels. — Jamais de maladie dans l'enfance sauf la rougeole. Réglée à 10 ans 1/2. Bien réglée. Pas de leucorrhée. Mariée à 18 ans 1/2. Pas de maladie avant son mariage 5 accouchements et 1 fausse couche de 6 mois 1/2. L'enfant n'a vécu qu'une demi-heure. Survenue après chute sur les fesses, après avoir glissé. Repris son travail au bout de 3 semaines, s'est levée le 10e jour. Les règles sont revenues au bout de 6 semaines. Ne s'est pas ressentie de cette fausse couche.

Un an après, à 20 ans, nouvel accouchement à terme, une fille. Reste 10 jours au lit. Bonnes suites de couches. Pas de fièvre. Règles revenues au bout de 6 semaines. Pas ressentie de cet accouchement. Sa fille est morte à 4 ans de la rougeole, scarlatine.

Le 3ᵉ accouchement 22 mois après, à terme. S'est très bien passé, se levait au 10ᵉ jour. Règles au bout de 6 semaines. Le garçon est mort à 2 mois 1/2 de méningite.

Le 4ᵉ accouchement 13 mois après. Petite fille. Bonnes couches. Morte à 14 mois de la rougeole et de la scarlatine comme la 1ʳᵉ, dans l'espace de 11 jours.

Le 5ᵉ accouchement gémellaire 3 ans 1/2 après, accouchement à terme. 9 jours au lit. Pas de fièvre, les règles sont revenues au bout de 3 mois. Le garçon est mort à 11 mois d'une bronchite et la petite vit : elle a actuellement 28 mois. C'est après cette époque, que la malade se sent malade. Les règles sont régulières, durent 3 jours comme autrefois, douloureuses après, mais non avant ou pendant, peu abondantes. A des pertes blanches le matin en se levant ; très peu dans la journée, 3 à 4 jours avant les règles elles augmentent beaucoup. Pas de douleurs au lit.

Après fatigue, elle a des sensations de gonflement du ventre, douleurs dans les reins et le haut des cuisses. Bonne santé générale, bon appétit. Ne tousse pas. Pas de maladie de cœur.

Examen gynécologique du 27 novembre 1889. Douleur à l'anus et dans le haut des cuisses.

Quelques pertes blanches le matin en se levant.

Toucher. — Le corps est en arrière dans le cul-de-sac postérieur.

Hystéromètre, 7 cent. Il y a un peu de flexion. La rétroflexion est mobile. Introduction d'une laminaire.

L'opération a été faite le 30 suivant les règles ordinaires. Le seul fait saillant a été l'ouverture du cul-de-sac de Douglas, qui ne s'est accompagnée du reste d'aucun accident.

Suites opératoires. — La malade après son opération n'a pas eu de vomissements. Un peu de sensibilité au-dessus du pubis. Pas de douleur dans l'abdomen. Pas de ballonnement. Aujourd'hui elle se trouve très bien. Température normale. Elle commence à manger.

5 décembre. Les tampons sont enlevés. Irrigations vaginales.

Le 6. Selles après lavement.

Le 7. Purgatif.

Le 11. Depuis le 6, selles tous les deux jours. Le cathéter pénètre en droite ligne.

La cicatrisation est à peu près complète. Se lève aujourd'hui pour la 1re fois.

La malade quitte l'hôpital. L'utérus est très bien fixé.

La malade a été revue le 7 janvier : l'utérus était toujours en bonne situation.

Obs. VII (Inédite, due à l'obligeance de M. Nicolétis). — *Rétroflexion au 3e degré.* — *Déchirure bilatérale du col.* — *Endométrite chronique.* — *Cellulite postérieure.*

Mme G., âgée de 33 ans.

Antécédents héréditaires. — Père mort d'un cancer de l'estomac. Mère vivante, âgée, a souffert pendant sa vie menstruelle d'un catarrhe de la matrice. Une sœur mariée est atteinte de rétroversion au premier degré.

Antécédents personnels. — Réglée à 14 ans, régulièrement jusqu'à 16 ans. A cet âge, fièvre typhoïde assez grave. Convalescence longue et pénible, suppression des règles pendant 8 mois ; elles reviennent sans traitement, et continuent à être régulières jusqu'à son mariage. Mariée à 17 ans 1/2. Grossesse normale, mais laborieuse, pendant laquelle il s'est fait une déchirure incomplète au périnée.

La malade se lève 15 jours après. Elle souffre pendant la

marche et la station debout, mais croit se rétablir après la cessation des lochies, ce qui ne se réalise pas. Depuis ce moment elle éprouve des douleurs lombaires assez vives, mais qui lui permettent la marche. Leucorrhée abondante. Règles régulières comme époque, mais tantôt profuses, tantôt presque nulles.

Deux ans et demi après, nouvelle grossesse pendant laquelle il y a un soulagement considérable. Accouchement normal, mais d'une très courte durée. Convalescence longue.

A partir de cette époque la malade ne se porte jamais bien. Elle consulte un médecin qui lui fait des cautérisations au nitrate d'argent, et l'envoie régulièrement tous les ans aux eaux de Francisbad, ce qui n'amène d'ailleurs aucun soulagement.

En 1884 (mai), je fus consulté pour la première fois. État général assez bon, mais digestions pénibles. État nerveux très prononcé avec tremblement des mains. Alternations de rougeur et de pâleur de la face. Le symptôme prédominant est une vive douleur de la région sacro-lombaire s'irradiant dans les aines et le long des membres inférieurs.

Leucorrhée très abondante. Mictions fréquentes. Constipation opiniâtre, courbature par des lavements et par la rhubarbe.

Examen du col. — Toucher : Le col est rapproché de la symphyse pubienne, il est gros, et présente deux déchirures latérales, et quelques follicules clos augmentés de volume. L'orifice externe est entr'ouvert et laisse pénétrer la pulpe du doigt jusqu'à l'orifice utérin.

En portant le doigt dans le cul-de-sac postérieur on trouve un corps régulièrement arrondi, résistant, qui n'est autre chose que le corps de l'utérus. Il se continue avec le col et forme avec lui un angle obtus ouvert en arrière, d'environ 145 degrés.

Le *spéculum* confirme le toucher. Ectropion de la muqueuse cervicale. Liquide muco-purulent s'écoulant de l'orifice. En présence de tous ces signes je diagnostique : Endométrite chronique, déchirure latérale du col, sclérose de la partie inférieure causée par les cautérisations. Rétroversion compliquée de rétroflexion au premier degré.

Traitement. — Injections fraîches quotidiennes, tampons de glycérine iodoformée dans la cavité cervicale.

Au bout de 6 semaines les principaux symptômes sont amendés, et la malade part de Paris satisfaite, mais non guérie.

En 1885, au mois d'octobre, c'est-à dire un an après, je revois la malade. Son amélioration n'a été que de courte durée. Elle pouvait à peine vaquer à ses occupations; ses rapports sexuels étaient mal supportés. Un nouvel examen me permit de constater une aggravation de tous ces symptômes. La leucorrhée est plus abondante, les douleurs plus vives, la marche et la station debout plus pénibles. Persuadé de l'inefficacité des moyens ordinaires de traitement, et voulant un avis autorisé, j'ai appelé en consultation mon maître Gallard, médecin de l'Hôtel-Dieu. Il confirme mon diagnostic, et conseille le port d'un pessaire de Hodge de 8 cent. sur 4 1/2.

L'instrument est appliqué par notre maître lui-même après deux ou trois tentatives. La malade éprouve un soulagement considérable et part de nouveau de Paris. Quelque temps après, à la suite d'une réception pendant laquelle la malade fut obligée à rester debout pendant très longtemps, elle est prise de fortes douleurs dans le bas-ventre et de rétention d'urine.

Le Dr Borichowitz, de Varsovie, appelé, constate une péritonite localisée, retire le pessaire, et prescrit le repos, des injections chaudes et des tampons glycérinés.

Deux mois après il applique de nouveau le pessaire; mais depuis ce moment la malade ne quitte le lit que pour la chaise longue. La station debout et la marche provoquent de vives douleurs.

En 1887, je vois la malade pour la 3e fois.

État général mauvais, troubles gastriques, anorexie presque complète; état nerveux très accusé, douleurs lombaires, rétention incomplète d'urine qui contient du muco-pus. Ténesme rectal. Défécations douloureuses provoquées toujours par des lavements.

La déchirure du col est considérablement augmentée. La lèvre antérieure se trouve derrière le pubis, tandis que la lèvre postérieure semble recroquevillée en arrière et laisse l'orifice béant. Empâtement et douleur dans le cul-de-sac de Douglas. Le parenchyme utérin est atteint.

Il y a donc métrite totale au 2ᵉ degré, et cellulite postérieure due au pessaire.

Traitement. — Injections chaudes biquotidiennes à 50°. Large application de teinture d'iode dans le cul-de-sac postérieur trois fois par semaine. Application de teinture d'iode dans la cavité avec mon applicateur. Ce petit instrument consiste dans une tige de baleine ayant la forme d'un hystéromètre, dont la partie effilée et très flexible, plus mince que l'hystéromètre métallique, est terminée par un très léger renflement. Cette disposition permet à l'ouate qu'on applique autour de tenir solidement.

Six semaines après, amendement des symptômes dus à la cellulite et à l'endométrite. Persistance des troubles dus à la flexion (douleurs lombaires ; troubles de la défécation et de la miction).

Convaincu que cette amélioration ne serait que passagère, je proposai l'opération que j'avais imaginée quelques jours auparavant. Mon maître le Dʳ Labbé appelé en consultation, justifie l'amputation du col. Encouragé par cet avis, je décide l'intervention et le 14 novembre 1887, je procède à l'opération, aidé par le Dʳ Rémy, agrégé de la faculté, le Dʳ Clado, alors interne des hôpitaux, et les Dʳˢ Godet et Labbé, anciens internes.

Une heure avant l'opération, injection vaginale d'eau à 50° faite avec un petit appareil construit dans ce but. La malade est placée dans la position dorso-sacrée. Ses jambes fléchies sur les cuisses, sont écartées et soutenues par deux aides. Une valve courte presque plate est placée sur la fourchette de la vulve ; deux autres latérales sont confiées à des aides. L'utérus est abaissé jusqu'à la vulve par deux pinces à griffes. Une troisième pince à traction est placée sur la face antérieure du col et tenue perpendiculairement à l'axe utérin, de façon à empêcher tout mouvement en arrière.

A l'aide d'un bistouri droit tenu comme une plume à écrire, je fais une incision qui part du cul-de-sac latéral au niveau de l'insertion vaginale, passe sur la face antérieure du col et se termine sur le côté latéral opposé. Cette incision intéresse seulement la muqueuse et l'épaisseur des insertions vaginales.

Décollement à l'aide du doigt du tissu cellulaire prévésical jusqu'au point de la flexion du col.

Le col est ensuite relevé en haut. Incision postérieure qui rejoint la première. Décollement du tissu cellulaire postérieur jusqu'au point de flexion. Amputation du col faite en dédolant, couche par couche, en ayant soin d'excaver le moignon jusqu'à l'orifice. L'hémostase est faite au moyen de l'irrigation continue, d'eau à 50°.

Le moignon est saisi avec une pince à traction fixée sur la partie correspondante à la lèvre antérieure et je procède à la première série de sutures. Elles sont faites au moyen d'aiguilles courbes enfilées avec de la soie, et tenues par un porte-aiguilles. L'aiguille traverse de haut en bas les parties qui doivent être suturées.

Un premier point est placé en traversant l'orifice utérin, et allant sortir à la partie moyenne de la lèvre inférieure du moignon, puis en traversant la muqueuse vaginale à sa partie moyenne. Ce fil noué ramène jusqu'à l'orifice la partie moyenne de la muqueuse vaginale postérieure. Deux autres points sont placés de la même façon de chaque côté du premier.

On passe ensuite un fil double qui pénètre au niveau du bord supérieur du moignon, pour sortir à la partie moyenne de cette lèvre, sur la ligne médiane. Les deux chefs inférieurs de ce double fil sont enfilés dans deux aiguilles pour aller traverser chacune de son côté la muqueuse vaginale postérieure sur ses parties tout à fait latérales. Lorsqu'on noue ces fils, les parties latérales de la muqueuse viennent recouvrir la lèvre antérieure du moignon. Deux points latéraux sont placés à côté de ces deux points médians pour appliquer les parties latérales de la muqueuse vaginale aux parties latérales de la lèvre antérieure.

La seconde série de sutures est alors placée. Deux points pour fixer les bords de la muqueuse vaginale à la paroi inférieure de l'orifice utérin. Un autre point pour unir avec la lèvre antérieure du moignon les bords de la muqueuse vaginale sur la ligne médiane. Le moignon est ainsi recouvert dans toute sa surface par la muqueuse vaginale postérieure, laissant libre l'orifice utérin.

La 3e série de sutures est enfin posée ; 4 points traversent le bord supérieur de la muqueuse vaginale ramenée sur la partie antérieure du moignon, l'épaisseur du bord antérieur de celui-ci, et enfin, la muqueuse vaginale antérieure. Il ne reste donc plus de surface découverte ; on voit seulement l'orifice, au-dessus duquel une incision linéaire, puis une incision au bord de la lèvre antérieure du moignon. Le cathétérisme permet de constater que l'utérus est redressé, il est en légère antéversion. Pansement avec des tampons iodoformés. On place la malade dans son lit les jambes en demi-flexion sur un coussin.

Suites. — Le 15. Température et pouls normaux. Rétention d'urine. Cathétérisme 4 fois par jour. Un peu d'agitation pendant la nuit.

Le 16. La rétention continue.

Le 17. Changement des tampons superficiels.

Le 18. Injection boriquée.

Le 19. Apparition des règles ; durée normale.

Le 24. Enlèvement des fils. Cette manœuvre est aussi laborieuse que l'opération elle-même. Deux fils restent à la partie antérieure de la suture.

Le 14 décembre, c'est-à-dire 24 jours après l'opération, à la suite d'efforts de miction, on trouve les deux anses des fils de soie dans les urines extraites de la sonde.

Rétablissement des fonctions vésicales.

La malade part deux mois après à Nice, où je l'ai revue et examinée. La santé est parfaite. Tous les troubles fonctionnels et particulièrement le nervosisme ont disparu. L'utérus est en antéversion légère.

Un an après. État général excellent. Embonpoint. La malade a pu danser tout l'hiver sans inconvénient.

Novembre 1889. La guérison se maintient (1).

OBS. VIII. (Inédite; due à l'obligeance de M. le Dr NICOLÉTIS.) — *Rétroflexion de l'utérus. — Hypertrophie totale. — Cellulite postérieure et adhérence du fond de l'utérus avec le cul-de-sac de Douglas. — Opération. — Guérison.*

Mᵐᵉ E., âgée de 31 ans.
Antécédents héréditaires. — Nuls.
Antécédents personnels. — Réglée à 12 ans, régulièrement jusqu'à son mariage. Mariée à 17 ans; première grossesse normale suivie d'accouchement normal mais laborieux, un peu après.

A 20 ans, deuxième grossesse terminée aussi par un accouchement normal mais laborieux. Depuis lors, leucorrhée légère accompagnée de légères douleurs lombaires sur les aines au moment de la marche, et pendant les règles. La malade vaque néanmoins à ses affaires.

A 23 ans, troisième grossesse terminée par un accouchement normal.

A partir de cette époque la malade voit ses souffrances augmenter. Elle s'adresse à plusieurs médecins. Quelque temps après, rhumatisme articulaire avec gonflement des pieds et des genoux qui a duré 3 ou 4 ans. Elle est transportée dans le Midi, où elle voit disparaître ses douleurs ; mais son affection utérine n'est nullement modifiée.

La malade dans ses voyages a eu l'occasion de consulter plusieurs gynécologues de marque. A son passage à Milan, elle

(1) Cette malade est devenue enceinte et est accouchée sans difficulté. On n'a remarqué qu'une grande rapidité dans l'expulsion du fœtus.

est examinée par Porro qui lui recommande surtout d'avoir de la patience ?

Un an après, Fehling, de Bâle, l'examine à son tour et diagnostique une rétroflexion. Il redresse séance tenante l'utérus, applique un pessaire, et permet à la malade de marcher et de faire un voyage de deux heures en chemin de fer. La nuit du même jour la malade éprouvait des douleurs intenses dans le bas-ventre et était prise de rétention d'urine.

Le Dr Fehling, appelé à la hâte, enlève le pessaire et traite pendant six semaines une péritonite pelvienne. Au bout de ce temps, deuxième tentative d'application du pessaire. Reprise des accidents.

La malade quitte 4 mois après Remfelden pour Nice, et l'utérus semblait supporter le pessaire qui avait été appliqué une 3ᵉ fois. Mais à son arrivée à Nice, troisième poussée de cellulite.

Le docteur appelé donne des soins à la malade, et prescrit le repos que la malade était d'ailleurs forcée de garder. Mais malgré cela le pessaire toujours en place provoque des recrudescences de douleurs et de l'écoulement leucorrhéique.

Le Dr Barette appelé en consultation, conseille l'ablation du pessaire, mais se refuse de continuer à traiter la malade.

Le Dr Zurker est consulté, puis le Dr West de Londres, qui prescrivent des bains salés.

En 1888, je vois la malade pour la première fois avec le Dr Zurker.

État général très mauvais. Anorexie complète. Névropathie très prononcée avec découragement et idées de suicide. Constipation opiniâtre. Fréquentes envies d'uriner, ténesme vésical. Station debout intolérable, marche presque impossible. La malade partage sa vie entre le lit et la chaise longue ; ou bien elle est traînée dans une petite voiture. Douleurs hypogastriques avec irradiation vers les lombes. Leucorrhée abondante. Règles profuses, douloureuses.

Examen local. — Au toucher vaginal le col semble considérablement augmenté de volume. L'orifice est arrondi et petit, le col est situé en haut derrière la symphyse pubienne, il est très peu mobile.

En arrière dans le cul-de-sac postérieur, tumeur volumineuse remplissant presque l'excavation du sacrum, de consistance ferme, se continuant manifestement avec le col, et formant avec ce dernier un angle ouvert en arrière. Empâtement et douleur provoquée par la pression dans le même cul-de-sac.

Par le *toucher rectal* on peut constater la compression de la paroi antérieure du rectum et on peut presque contourner le fond de la tumeur qui est régulièrement arrondie, se déplaçant peu et difficilement.

En face de tels symptômes, il était facile de porter le diagnostic d'hypertrophie totale ; rétroversion avec rétroflexion au 2e degré ; endométrite cervicale, cellulite postérieure, adhérences produites sans doute par le port de pessaire.

J'ai ensuite institué le traitement suivant, tout en engageant la malade à venir à Paris pour consulter des gynécologues compétents. Tampons de glycérine façonnés de manière à soulever l'utérus. Application de teinture d'iode dans le cul-de-sac postérieur. Application dans la cavité avec mon applicateur, injections chaudes biquotidiennes à 50°.

Quelques jours après, amélioration considérable permettant la marche.

Le 15 mai, la malade peut se rendre à Paris où elle continue le même traitement jusqu'au 12 juin.

Mon maître, le Dr Labbé, appelé en consultation, constate l'heureux résultat des injections et approuve l'opération qui fut faite en sa présence le 12 juin 1838, avec l'aide du Dr Rémy, agrégé. Injection d'eau à 50° une heure avant, irrigation chaude pendant l'opération. Légère alerte au début de la chloroformisation qui est d'ailleurs continuée sans autre incident.

La malade est placée sur la table que j'ai imaginée pour les opérations gynécologiques, et en particulier pour celle qui fait l'objet de cette observation. Elle est dans la position sacro-dorsale, les jambes fléchies sur les cuisses, les cuisses fléchies, écartées et maintenues par des moyens mécaniques. La vulve et le vagin sont écartés et dilatés par trois valves fixées à la table, mais pouvant être déplacées au gré de l'opérateur ; une inférieure et deux latérales, droite et gauche à inclinaison latéro-supérieure. Ces valves, qui ainsi fixées suppriment deux aides, font une dilatation qui peut être augmentée au gré de l'opérateur, et circonscrivent une cavité ovoïde se rapprochant sensiblement du cercle et laissant à découvert une grande surface des parties latérales, le méat urinaire, et toute la paroi antérieure du vagin.

Abaissement de l'utérus par deux pinces, pince supérieure pour le fixer. Dans le double but d'assurer mieux l'hémostase, et de provoquer l'atrophie de l'utérus autant que faire se peut, je procède à la ligature des deux artères utérines. Je fais deux incisions latérales de 3 centimètres au niveau des insertions vaginales ; je décolle dans l'étendue de 1 centim. 1/2 à 2 cent. et je passe aussi profondément que possible sur les côtés de l'utérus un gros catgut, à l'aide d'une aiguille très courbe. L'opération est faite suivant la même méthode.

Incision antérieure. — Décollement avec le doigt, incision postérieure. Décollement du tissu cellulaire postérieur. Amputation conoïde du col au point de flexion. La partie du col enlevée mesure 6 centimètres. Il reste 8 centimètres de cavité.

Je procède ensuite à la suture ordinaire avec le catgut n° 3.

Première série de points. Point médian postérieur. Deux points latéraux. La muqueuse vaginale postérieure est relevée. Fil double supérieur sortant, un à la partie moyenne, à la lèvre antérieure du moignon au niveau de la ligne médiane. Les deux chefs inférieurs ont traversé, chacun de leur côté, les parties tout à fait latérales de la muqueuse vaginale postérieure. Deux autres points latéraux de chaque côté de ces deux fils médians.

2ᵉ Série. Un point sur la lèvre antérieure unissant les bords de la muqueuse vaginale postérieure ramenée sur cette lèvre. Deux points aux angles supérieurs de l'orifice utérin et la muqueuse vaginale qui la contourne.

3ᵉ Série. 4 points situés sur la lèvre supérieure unissant le bord de la muqueuse postérieure, le bord du moignon et la muqueuse vaginale antérieure. On lave, on place ensuite un seul tampon façonné suivant la méthode indiquée et imbibé de glycérine iodoformée.

Suites. — Très simples.

Le pouls et la température sont restés normaux. Quelques vomissements chloroformiques le soir de l'opération. Cathétérisme de la vessie pendant 4 jours, 4 fois par jour.

Le 18 juin. On enlève le tampon sur lequel on aperçoit des fragments de catgut.

Le 22. Le toucher vaginal permet de constater que la cicatrisation est complète.

Le 24. Apparition des règles, durée normale.

Le 2 juillet 1888. La malade se lève et sort guérie.

Le 30 novembre 1889. J'ai revu la malade. Sa santé est très bonne. Les troubles fonctionnels sont disparus. L'utérus est en légère antéversion. Cavité, 7 cent.

OBS. IX. (Inédite ; due à l'obligeance de M. NICOLÉTIS.) — *Antéflexion au 3ᵉ degré. — Endométrite cervicale. — Accidents vésicaux. — Opération. — Guérison.*

Madame O...., âgée de 30 ans.

Antécédents héréditaires. — Nuls.

Antécédents personnels. — Réglée à 15 ans régulièrement jusqu'à son mariage.

Mariée à 22 ans. Premier accouchement à 23 ans, normal.

A 24 ans, avortement de trois mois, suivi d'une hémorrhagie tellement abondante qu'elle a mis la vie en danger. Depuis lors la malade a commencé à ressentir des douleurs hypogastriques et de fréquentes envies d'uriner. Les rapports sexuels sont devenus très pénibles.

A 26 ans, 2ᵉ grossesse suivie d'un accouchement normal. Elle ne se lève que le 21ᵉ jour, mais c'est à cette époque qu'elle fait remonter le début réel de sa maladie. Les troubles antérieurs à l'accouchement s'accentuent. Sensations de pesanteur fort pénible au niveau de la région hypogastrique. Douleurs dans cette région s'irradiant aux lombes. Les envies d'uriner sont tellement fréquentes pendant la marche que la malade renonce souvent à sortir.

Les règles restent régulières comme époque d'apparition (tous les 28 jours), mais l'écoulement de sang se fait par saccades avec de véritables tranchées, et contenant des caillots. Les phénomènes douloureux deviennent de plus en plus accusés. Leucorrhée abondante. Outre ces troubles, la malade raconte avoir éprouvé une fois des symptômes d'hématocèle rétro-utérine, mais l'examen local ne décèle aucune trace de cette affection qui a dû être diagnostiquée à tort.

Plusieurs médecins consultés ont diagnostiqué une antéflexion.

En septembre 1888 je fus consulté. Les symptômes fonctionnels sont les mêmes. Au toucher le col est gros, l'orifice entr'ouvert sans déchirure regardant un peu en arrière. Cul-de-sac postérieur libre. Culs-de-sac latéraux libres. En déprimant le cul-de-sac antérieur, on trouve une masse arrondie résistante qui se continue avec le col avec lequel elle forme un angle aigu ouvert en avant.

Par le palper manuel on se rend facilement compte que cette masse n'est autre chose que le corps de l'utérus augmenté de volume et un peu douloureux à la pression.

L'hystéromètre ne pénètre pas dans la cavité à cause sans doute de la flexion exagérée. On n'insiste pas sur cette manœuvre exploratrice.

Au spéculum, col gros, procidence de la muqueuse autour de l'orifice. Écoulement muqueux légèrement purulent.

Diagnostic. — Antéflexion au 3e degré. Endométrite cervicale.

Traitement. — Pendant un mois, injections chaudes à 50° biquotidiennes d'une heure de durée. Teinture d'iode dans la cavité trois fois par semaine. Tampon de glycérine.

Opération, le 12 octobre 1888, avec l'aide du D' Rémy. Injection à 50° d'une heure, avant l'opération. Injection chaude pendant. La malade est placée sur ma table : aucun aide n'est nécessaire pour l'opération.

Le col est attiré au dehors. La flexion disparaît par la descente de l'organe. Hystéromètre, 8 centim. Point de flexion à l'union du 1/3 supérieur avec les 2/3 inférieurs du col. Une sonde d'homme est introduite dans la vessie pour savoir jusqu'où descend ce réservoir. Ligature des artères utérines.

Incision antérieure à un centimètre et demi de l'orifice externe. Le bistouri est dirigé obliquement de façon à laisser le plus de muqueuse vaginale possible, pour pouvoir la descendre après sur la lèvre postérieure du vagin. Décollement avec le doigt en allant avec ménagement, jusqu'au point de flexion.

Incision postérieure. Décollement. Section du col au point de flexion. Suture au catgut comme pour la rétroflexion, mais en faisant sur la lèvre postérieure ce qu'on faisait sur la lèvre antérieure. Les aiguilles sont placées de haut en bas. Suture de la lèvre postérieure ; premier point médian traversant le milieu de la muqueuse vaginale antérieure, la partie moyenne de la lèvre antérieure et sortant par l'orifice utérin. Deux points latéraux à côté du point médian. Point double traversant de bas en haut le bord inférieur de la lèvre postérieure, sortant vers la partie moyenne de celle-ci, sur la ligne médiane. Les deux chefs supérieurs enfilés dans deux aiguilles sont passés en haut sur les parties tout à fait latérales de la muqueuse vaginale antérieure.

Deux points latéraux sur la lèvre postérieure (bord inférieur) et parties latérales de la muqueuse.

2° Série. Deux points de chaque côté des angles inférieurs de l'orifice utérin. Un point sur la partie moyenne de la lèvre postérieure du moignon recouvert par les deux bords de la muqueuse vaginale antérieure. Le moignon est recouvert par la muqueuse vaginale antérieure glissée sur lui.

3° Série. 4 points sur les bords de la lèvre postérieure pour

unir avec cette lèvre le bord de la muqueuse vaginale antérieure glissée sur elle et le bord de la muqueuse vaginale postérieure. Pansement avec mon tampon de glycérine iodoformée.

Suites. — Pas de fièvre. Rétention d'urine pendant huit jours,
cathétérisme 4 fois par jour.

Examen au spéculum le 10° jour, réunion parfaite. L'utérus
est en légère antéversion. Plus de flexion.

Le 20° jour, la malade se lève. Elle est un peu faible, mais les
troubles de la miction et les autres symptômes ont disparu.

En mai 1889, je revois la malade qui continue à jouir d'une
excellente santé et dont l'utérus est en légère antéversion.

Obs. X. (Inédite ; due à l'obligeance de M. le Dr NICOLÉTIS.) —
*Rétroflexion. — Déchirure latérale du col. — Endométrite
chronique. — Déchirure ancienne incomplète du périnée.
— Opération. — Guérison.*

On ne peut rien savoir des antécédents héréditaires.

Antécédents personnels. — Réglée à 15 ans, régulièrement
depuis. Bonne santé dans sa jeunesse. Mariée à 22 ans. Première grossesse à 24 ans, accouchement laborieux ayant duré
12 heures. Il n'y a pas d'accidents puerpéraux aigus, mais
depuis ce moment, la malade a une leucorrhée abondante qui
a été traitée à plusieurs reprises par des astringents. Elle ne
jouit plus de la santé parfaite dont elle jouissait auparavant.

A 28 ans, deuxième grossesse suivie d'accouchement
normal.

A partir de cette époque, la leucorrhée augmente. Gêne et
sentiment de poids dans le bas-ventre. Douleur pendant la
marche. Douleur précédant et accompagnant l'apparition des
règles. Celles-ci ne sont pas d'une abondance extrême, mais se
prolongent pendant plusieurs jours.

Plusieurs médecins ont traité la malade et l'ont plus ou
moins soulagée momentanément. Mais la maladie continue à

s'aggraver, jusqu'au mois d'août 1885, époque à laquelle je suis consulté pour la première fois.

État général. — Médiocre. Fortes douleurs dans la région lombo-sacrée pendant la marche, et pendant les règles. Sensation de pesanteur dans le bas-ventre. Constipation opiniâtre. Envies d'uriner fréquentes. Métrorrhagies dans l'intervalle des règles.

Examen local. — Déchirure ancienne incomplète du périnée. Col gros, derrière le pubis. Déchirure unilatérale. Grosse masse arrondie, mobile, résistante, se continuant avec le col, et formant avec lui un angle presque droit ouvert en bas et en arrière.

Au spéculum, col gros, ectropion de la muqueuse, déchirure. Cathétérisme facile. Le bec de l'instrument doit être porté en arrière et en bas. Cavité, 9 centimètres.

Je diagnostique : Rétroflexion au 2e degré. Endométrite chronique. Déchirure du col.

L'opération étant acceptée, je procède au traitement préalable habituel. Injections chaudes bi-quotidiennes, teinture d'iode dans la cavité, tampon de glycérine façonné.

Le 8 janvier 1889, aidé par le Dr Rémy, je procède à l'opération. Chloroformisation. La malade est placée sur ma table à opération. Injection chaude à 50°. Le col est attiré à la vulve, par deux pinces. Ligatures des utérines. Incision antérieure. Décollement. Incision postérieure. Décollement. Amputation conoïde sus-vaginale au point de flexion. Suture de la muqueuse postérieure. Point médian postérieur. Deux points latéraux. Point médian double sur la lèvre antérieure et les parties latérales de la muqueuse postérieure. Deux points latéraux à côté de ces deux points médians.

2e Série. Point médian. Deux points aux angles supérieurs de l'orifice utérin.

3e Série. 4 points sur le bord supérieur du moignon. L'utérus est relevé. Lavage : Tampon de glycérine iodoformée.

Suites. — Aucun accident. Pouls et température normaux. Cathétérisme de la vessie pendant 4 jours. Pansement au bout de 8 jours. Injection boriquée.

Le 10e jour, cicatrisation complète.

Le 30e jour, la malade sort guérie. Utérus en position normale. Amendement des troubles fonctionnels.

Revue au mois d'août 1889, la malade jouissait d'une excellente santé, et avait l'utérus dans sa position normale.

Obs. XI. (Inédite ; due à l'obligeance de M. le Dr Nicolétis.) — *Rétroflexion au 3e degré. — Métrite totale. — Opération. — Guérison.*

Mme B..., 30 ans, sans profession.

Pas d'antécédents héréditaires.

Antécédents personnels. — Réglée à 14 ans, régulièrement depuis. Mariée à 22 ans. Première grossesse à 24 ans, terminée par un avortement de trois mois, qui n'avait pas eu de suites fâcheuses, au dire de la malade.

A 27 ans, deuxième grossesse, terminée par un accouchement très laborieux, et à la suite duquel la malade ne resta au lit que pendant 12 jours. Le 25e jour après l'accouchement, elle commence à éprouver de la fatigue pendant la marche, de la pesanteur dans le bas-ventre et de la douleur aux lombes et aux cuisses. Les lochies deviennent plus abondantes. Il y a en même temps élévation de la température.

Deux mois après, il y a une amélioration notable, presque rétablissement, mais la santé n'est pas ce qu'elle était avant l'accouchement.

Peu à peu les troubles fonctionnels s'accentuent. Pesanteur dans le bas-ventre. Douleurs. Constipation opiniâtre. Gêne considérable pendant la marche. Leucorrhée. Règles douloureuses et abondantes. Pendant le cours de la maladie, plusieurs traitements, en particulier, des cautérisations ont été tentées sans succès.

Nous sommes consulté pour la première fois en janvier 1889. Nous trouvons une aggravation des troubles fonctionnels précédemment mentionnés, et un état général peu satisfaisant. A l'examen local, le col est gros, situé derrière le pubis, il donne au doigt une sensation de dureté particulière; l'orifice est béant, mais il n'y a pas de déchirure.

Dans le cul-de-sac postérieur, grosse masse arrondie résistante, mobile, se continuant avec le col. Elle forme avec ce dernier un angle presque droit, ouvert en bas. Mobilité assez grande.

Au spéculum. — Muqueuse tuméfiée, sérosité éversée, au niveau de l'orifice. Cathétérisme facile, mais il faut relever en haut le manche et porter en arrière le bec de l'instrument. Cavité, 9 centim. Rien aux annexes.

Diagnostic. — Rétroflexion au 3e degré, métrite totale.

L'opération étant acceptée par la malade, je procède au *traitement préalable.*

Injections chaudes bi-quotidiennes à 50° à l'aide de mon appareil. Teinture d'iode dans la cavité. Tampon glycériné.

Opération, le 20 février 1889. Injection chaude pendant une heure avant l'opération, irrigation chaude pour l'hémostase. La malade est placée sur ma table; suivant la méthode habituelle, je procède à l'opération. Col attiré à la vulve. Ligature des artères utérines. Incision antérieure. Décollement. Incision postérieure. Décollement. Amputation conoïde au point de flexion. Suture de la muqueuse vaginale postérieure sur le moignon. Point médian postérieur. Points latéraux. Double point sur la lèvre supérieure du moignon, avec deux chefs inférieurs qui vont traverser les parties latérales de la muqueuse vaginale postérieure. Deux points latéraux à côté de ceux-ci. Point sur la lèvre antérieure unissant les bords de la muqueuse vaginale glissée sur elle. Deux points de chaque côté des angles supérieurs de l'orifice. Enfin 4 points sur le bord supérieur du moignon.

Redressement de l'utérus, constaté à l'hystéromètre. Lavage.

Tampon de coton hydrophile façonné comme d'habitude et imbibé de glycérine iodoformée, dans le double but de décongestionner et de faire de l'antisepsie.

Suites. — Bonnes. Pas de rétention d'urine ; cependant, cathétérisme de la vessie pendant 4 jours.

Le 8ᵉ jour, on enlève le tampon et on fait une injection boriquée. Tampon iodoformé.

Le 14ᵉ jour, nouveau pansement et examen. La cicatrisation est complète. L'utérus est dans sa position physiologique.

Le 22ᵉ jour. La malade se lève guérie.

Depuis j'ai eu l'occasion de la voir 4 fois dans le courant de l'année. Le bon résultat s'est maintenu aussi bien au point de vue de l'état local, que de l'état général.

Obs. XII. (Inédite ; due à l'obligeance de M. le Dʳ NICOLÉTIS.) — *Rétroversion.* — *Métrite totale à la première période.* — *Hémorrhagies abondantes.* — *Opération.* — *Guérison.*

Mᵐᵉ O..., âgée de 38 ans. Sans profession.
Aucun *antécédent héréditaire.*

Antécédents personnels. — Bonne santé dans son enfance. Réglée à 15 ans. Règles régulières jusqu'à son mariage. Mariée à 23 ans. A eu plusieurs grossesses. Les trois premières furent bonnes et suivies d'accouchement normaux, qui ne furent suivis d'aucun trouble dans la menstruation, ni dans la santé générale. La 4ᵉ aurait été aussi normale et suivie d'une bonne couche ; mais c'est après elle que la malade commença à souffrir.

Quelques mois plus tard, elle éprouvait déjà tous les symptômes que nous avons constatés à notre premier examen quoique bien moins accusés cependant.

Règles régulières, mais très profuses, s'accompagnant de vives douleurs. Sensation de pesanteur dans le bas-ventre. Fatigue, puis véritable douleur pendant la marche et la station debout. Les douleurs hypogastriques s'irradient surtout aux lombes et à la racine des cuisses. Leucorrhée abondante. Constipation très accentuée. Défécation pénible. Fréquentes envies d'uriner, grande difficulté de la miction et parfois rétention d'urine, lorsque la malade est restée longtemps dans le décubitus dorsal.

Lorsque je la vois pour la première fois en février 1889, ces symptômes sont plus accentués et l'état général de la malade est déplorable. Elle présente des troubles dyspeptiques des plus marqués.

État local. — Col gros situé en haut derrière le pubis. Orifice béant, sans déchirure. Culs-de-sac latéraux libres. Cul-de-sac postérieur rempli par une masse arrondie résistante, peu douloureuse à la pression, se continuant directement avec le col, et présentant un volume supérieur à celui du corps de l'utérus normal. Elle se déplace sans véritable douleur. Cathétérisme facile. Il faut relever le manche de l'instrument. Pas de flexion, cavité de 8 cent.

Je *diagnostique* une rétroversion, avec métrite totale à la première période, et je propose mon opération qui est acceptée.

Traitement préalable habituel jusqu'au 15 mars, jour de l'opération.

Chloroformisation. La malade est placée sur ma table. Col attiré à la vulve. Ligature des artères utérines. Incision antérieure au niveau du col, mais moins haut que les précédentes, décollement avec le doigt dans une étendue de 2 cent. Incision postérieure. Décollement.

Je procède ensuite à l'amputation conoïde; tout en faisant un décollement assez étendu, je ne fais qu'une amputation conoïde intra-vaginale (car l'utérus est seulement rétroversé). Les sutures sont placées de la même façon. Point médian. Deux points latéraux. Point médian double contenu. Deux points latéraux. Point médian sur la lèvre antérieure. Deux points latéraux sur les angles antérieurs de l'orifice 4 points supérieurs sur le bord supérieur du moignon.

Lavage. Tampon glycériné iodoformé.

Suites. — Très simples. Ni agitation, ni fièvre, ni vomissements, ni rétention d'urine. La malade est cependant sondée les quatre premiers jours, 4 fois par jour pour éviter tout effort de la miction.

Le 8ᵉ jour. Pansement. Injection boriquée.

Le 12ᵉ jour, cicatrisation complète.

Le 37ᵉ jour la malade sort guérie.

Revue en novembre 1889. Les troubles fonctionnels ont disparu, l'état général est meilleur. L'utérus est en légère antéversion, mais, fait à noter, il est plus mobile qu'à l'état normal.

Obs. XIII. (Due à l'obligeance de M. le Dʳ Nicolétis.) — *Rétroflexion grave. — Déchirure bilatérale. — Endométrite totale. — Opération. — Guérison.*

Madame C..., âgée de 38 ans.

Antécédents héréditaires. — Père vivant, en bonne santé. Mère morte d'une pneumonie. Pas de frères ni sœurs.

Antécédents personnels. — Réglée à 11 ans, régulièrement jusqu'à son mariage. Mariée à 26 ans ; a eu 8 grossesses suivies d'accouchement qui n'ont présenté rien d'anormal dans leurs suites. Cependant depuis la 3ᵐᵉ, la malade est d'un nervosisme exagéré, pour lequel elle consulte plusieurs médecins. Leucorrhée abondante. Règles non douloureuses, mais se prolongeant, pendant 10 jours. Elle a été traitée pendant de longues années pour une ulcération incicatrisable de la matrice dans plusieurs établissements hydrothérapiques.

Consulté pour la première fois au mois d'août 1889, j'ai pu constater que l'état général était déplorable. Le nervosisme très marqué, au point d'attirer à lui seul l'attention du médecin. Règles profuses, régulières comme époque, mais prolongées pendant 10 à 12 jours. Douleurs lombaires s'irradiant aux membres inférieurs. Sensation de pesanteur dans le périnée pendant la marche. Envies fréquentes d'expulser un corps étranger.

A l'*examen local*, on trouve une rétroflexion au 3ᵉ degré qui doit avoir été provoquée ou augmentée par le dernier accouchement qui a eu lieu il y a 10 ans. Déchirure bilatérale du col permettant après l'application du spéculum, d'examiner la muqueuse presque jusqu'à l'orifice utérin. Dégénérescence kystique de la muqueuse, véritable ulcération au niveau de chaque déchirure latérale. Col considérablement augmenté de volume. Cathétérisme très facile, le bec de l'hystéromètre se mouvant librement, doit cependant être tourné en arrière et en bas pour toucher le fond de la cavité, cavité (à partir de l'angle de la déchirure) 7 centimètres. Cul-de-sac postérieur empâté et douloureux au toucher. Les autres culs-de-sac sont libres.

Diagnostic. — Rétroflexion au 3ᵉ degré. Déchirure bilatérale. Endométrite totale.

Traitement préalable. — Injections chaudes. Teinture d'iode. Tampon glycériné.

Opération. — Le 10 décembre, aidé par les Dʳˢ Rémy et Borsi qui donnait le chloroforme, l'opération est faite comme d'habitude. La ligature des artères utérines n'étant pas faite, après la section du col, et malgré l'injection chaude, l'hémorrhagie est très abondante. Le Dʳ Rémy comprime le moignon utérin contre le pubis et s'en rend maître. Les sutures complètent d'ailleurs l'hémostase. Syncope au moment du pansement. Pouls imperceptible. Réveil difficile. État somnolent jusqu'à minuit. Vomissements, pour lesquels on donne de la glace et qui finissent par être arrêtés avec une bonne tasse de bouillon qu'on force la malade à avaler malgré ses craintes. Pansement au 8ᵉ jour. Cicatrisation au 10ᵉ. Guérison complète le 20ᵉ jour. Quelques jours après, la malade part pour son pays en état de supporter un voyage de 36 kilom.

Depuis, j'ai eu des nouvelles de la malade qui jusqu'à présent se montre satisfaite. Tout me porte donc à croire qu'elle a tiré bénéfice de son opération comme les autres.

Obs. XIV. *(Due à l'obligeance de* M. Nicolétis.) — *Antéversion avec antéflexion au 2° degré. — Opération. — Guérison.*

Antécédents personnels. — Petite de taille, chétive ; a toujours été malade dans son enfance. Réglée à 12 ans, irrégulièrement ; douleurs pendant les règles. Après quelques mois de menstruation irrégulière, cessation des règles jusqu'à l'âge de 15 ans. Pendant ce temps, différents phénomènes fonctionnels du molimen menstruel, mais pas de pertes de sang.

De 15 ans jusqu'à son mariage, règles toujours plus ou moins douloureuses. Rapports sexuels très pénibles dès le commencement de sa vie conjugale.

À 23 ans, grossesse. Amélioration de son état pendant la grossesse.

Accouchement laborieux, mais sans accident particulier à noter. Jusqu'à 30 ans, pas de grossesse, troubles fonctionnels, pesanteur dans le ventre, envie fréquente d'uriner. Règles profuses, douloureuses, régulières comme époque, mais traînantes. Je fus consulté le 25 mars 1889.

Col considérablement augmenté de volume un peu en arrière. Culs-de-sac postérieur et latéraux libres.

Annexes saines, dans le cul-de-sac antérieur, masse arrondie, dure, se continuant avec le col, et formant avec lui un angle droit.

Le 2 avril. Opération suivant les règles habituelles, suites des plus simples.

Le 2 juin. Guérison complète.

La malade a été revue il y a quelques jours. L'utérus est dans sa position physiologique et l'état général est satisfaisant.

Obs. XV. (Extraite du mémoire de M. NICOLÉTIS.) Résumé.
Rétroflexion (1).

Mme X..., opérée en mai de cette année en ma présence et aidant à l'opération. Je n'ai pas revu la malade depuis. M. le Dr Rémy qui l'a revue, me disait dernièrement qu'elle était radicalement guérie.

(1) Cette observation appartient à M. le Dr Rémy.

INDEX BIBLIOGRAPHIQUE

Aran. — *Traité des maladies de l'utérus.*

Courty. — *Traité des maladies des femmes.*

Ducasse. — *De la conception, de la grossesse et de l'accouchement après la trachélorrhaphie et l'amputation du col de l'utérus.*

Doléris. — *Nouvelles archives de gynécologie et d'obstétrique.*

Dumoret. — *Laparo-hystéropexie contre le prolapsus utérin.* Thèse 1889.

Genet (de Barbezieux). — *Gazette des hôpitaux*, 1865.

Hart et Barbour. — *Manuel de gynécologie.*

Hégar et Kaltenbach. — *Traité de gynécologie opératoire.*

Herrgott. — Thèse, Strasbourg, 2ᵉ série, nᵒ 766, p. 33.

Manrique. — Thèse inaugurale, 1886.

Martin Aug. — *Traité clinique des maladies des femmes*, trad. par Varnier et Weiss.

Poullet (de Lyon). — *Mémoire et thèse de Roland.*

Pozzi. — Discus. à la Société de chirurgie, séance du 11 décembre 1889.

Richelot père. — *Union médicale*, 1868.

Richelot (G.-L.). — Communication au congrès de chirurgie de 1889.

— Communication à la Société de chirurgie. Décembre 1889.

Racovisceanu. — *Des indications et ressources opératoires dans les rétro-déviations chroniques de l'utérus.* Thèse 1889.

Schuckring (de Pyrmouth). — *Central. für Gynäk.*, 1888.

Schultze. — *Traité des déviations utérines*, trad. p. Herrgott.

Trélat. — Discus. Société chirurgie, décembre 1889.

Verchère. — *Bulletin médical de 1889*, p. 1563.

TABLE DES MATIÈRES

IMPRIMERIE LEMALE ET Cie, HAVRE

FIGURES SCHÉMATIQUES

FIG. 1. — Le moignon utérin vu de face après l'amputation sus-vaginale ; les 5 premiers points de suture qui constituent la 1re série, étant placés.

A. Moignon. — B. Tissu cellulaire péri-utérin décollé. — C. Bord de la muqueuse vaginale sectionnée et décollée. — O. Orifice utérin. — 1. Premier point médian traversant l'orifice, la partie médiane du moignon et la muqueuse vaginale postérieure. — 2. Point latéral suivant le même trajet. — 3. Point latéral opposé. — 4. Double fil supérieur traversant la partie supérieure de la lèvre antérieure du moignon, sortant à la partie moyenne de cette lèvre sur la ligne médiane. — 4'4'. Chefs inférieurs de ce double fil traversant les parties latérales de la muqueuse vaginale postérieure.

FIG. 2. — Moignon recouvert par la muqueuse vaginale postérieure après que les fils de la première série ont été noués.

A. Moignon utérin. — D. Paroi vaginale postérieure recouvrant le moignon. — 1, 2, 3. Les trois fils postérieurs noués ayant ramené la partie moyenne du bord de la muqueuse vaginale postérieure au bord de l'orifice utérin. — 4, 5. Deux chefs du double fil supérieur noués ayant ramené les parties latérales de la muqueuse vaginale postérieure au niveau du bord antérieur du moignon. — La ligne pointillée répond au bord inférieur du moignon recouvert par la muqueuse vaginale.

FIG. 3. — La première série étant nouée 1, 2, 3, 4, 5 ; les 3 points de la 2me série sont placés.

A. Moignon. — 1' 2'. Deux fils placés aux angles supérieurs de l'orifice utérin pour régulariser la suture. — 3'. Point situé au niveau de la partie moyenne de la lèvre antérieure et comprenant les bords de la muqueuse vaginale postérieure ramenés sur lui. — 4'5'. Fils destinés à ramener le bord de la muqueuse sur les parties latérales du bord du moignon qui sont restées à découvert.

FIG. 4. — Les 5 points de la 2me série noués, la muqueuse vaginale postérieure recouvre complètement le moignon.

1, 2, 3, 4, 5. Point de la 1re série. — 1', 2', 3', 4', 5'. Points de la 2me série. — O. Orifice utérin.

FIG. 5. — Les 4 points de la 3me série sont placés dans le but de souder au bord antérieur du moignon le bord de la paroi vaginale antérieure. — 1'', 2'', 3'', 4''. Points de la 3me série traversant la muqueuse vaginale antérieure, le bord antérieur du moignon, et le bord de la muqueuse vaginale postérieure ramenée sur lui.

FIG. 6. — Résultat définitif après avoir noué les 13 points de suture. La plaie vaginale est complètement fermée. — Points de la 1re série. — Points de la 2me série. — Points de la 3me série.

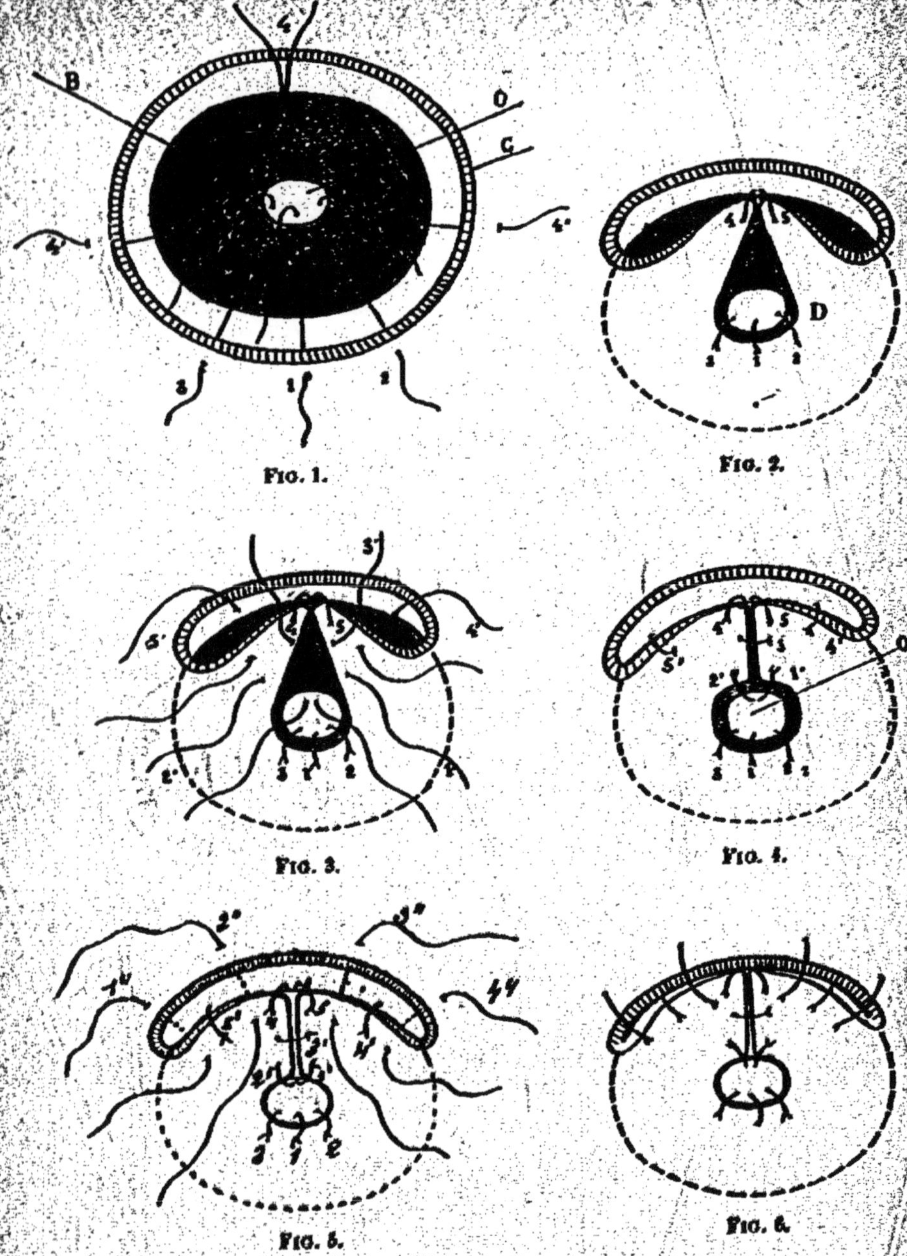

Fig. 1.

Fig. 2.

Fig. 3.

Fig. 4.

Fig. 5.

Fig. 6.

Fig. 7. — Schéma représentant l'utérus en rétroversion et rétroflexion. La ligne pointillée représente la portion du col à enlever.

Fig. 8. — La même figure avec un des deux fils médians supérieurs qui, une fois noués, vont faire remonter au bord antérieur du col (A) les parties latérales de la paroi postérieure du vagin (B).

Fig. 9. — Coupe verticale antéro-postérieure intéressant l'utérus au niveau de sa partie latérale et montrant le mouvement de bascule subi par cet organe après la suture et l'insertion de la paroi vaginale postérieure (partie latérale) au bord antérieur du moignon.

Fig. 10. — Même coupe verticale mais passant par la partie médiane et intéressant l'orifice utérin. Elle montre l'insertion de la partie médiane de la paroi vaginale postérieure au bord inférieur de l'orifice utérin (A).

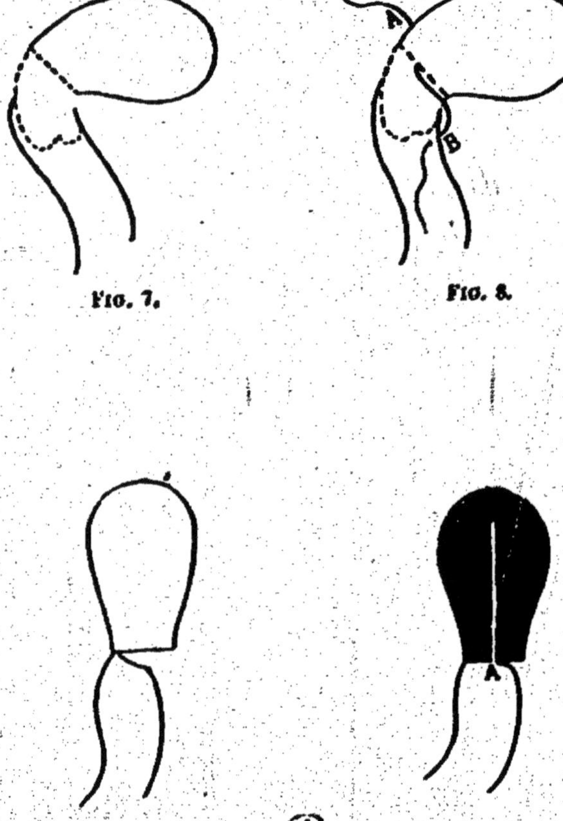

Fig. 7.

Fig. 8.

Fig. 9.

Fig. 10.